Silvia Marson Thibaut Evrard

MES PETITES

Routines

1001 bobos à soigner grâce à

L'OSTÉO-PATHIE

MARABOUT

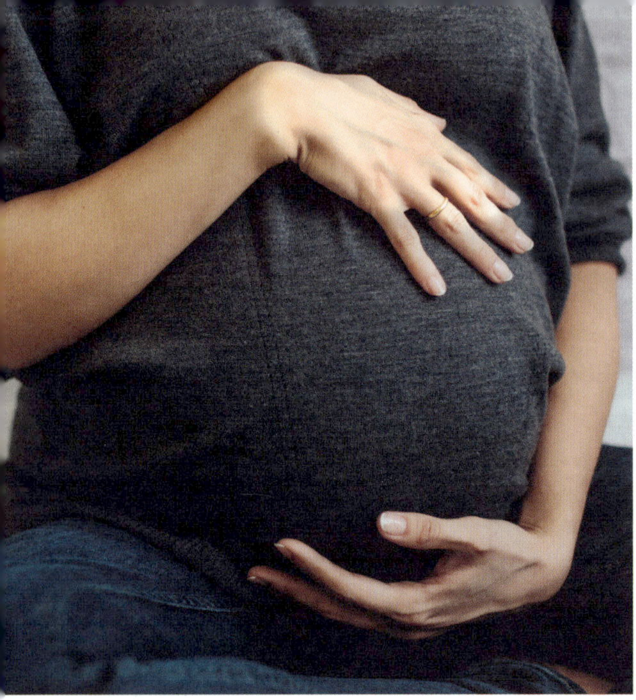
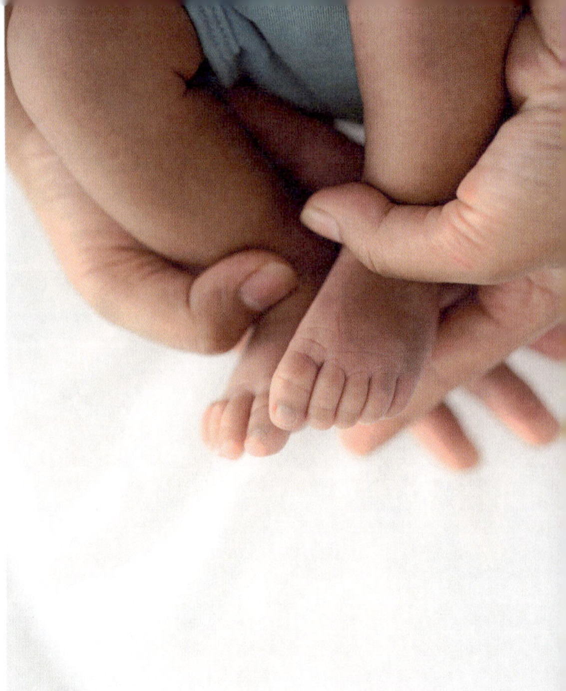

SOMMAIRE

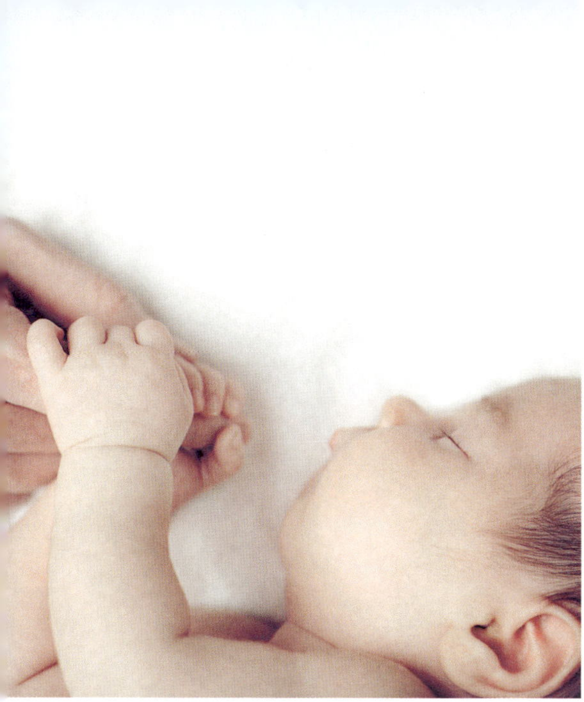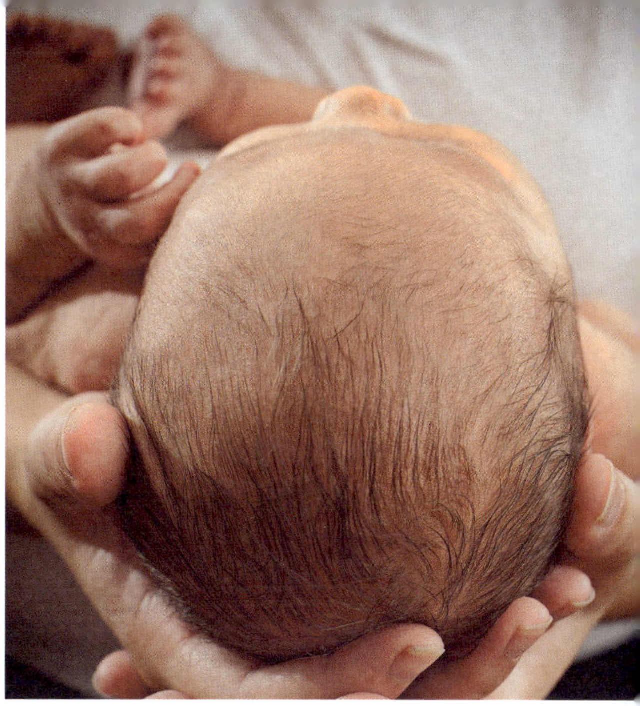

Partie 3
LES PREMIERS MOIS DE BÉBÉ

Partie 4
LES INDICATIONS POUR LE NOURRISSON

INTRODUCTION

Depuis le début de mes études en ostéopathie, quand on me pose la question « Qu'est-ce que tu fais dans la vie ? », je réponds : « J'étudie l'ostéopathie. » J'ai souvent eu comme réponse : « C'est quoi ? C'est comme kiné, c'est ça ? » ou « Ah ouais, t'es masseuse, quoi ! » ou encore « L'homéopathie, les plantes, c'est génial. » Pourtant, l'ostéopathie n'est rien de tout ça.

Je m'appelle Silvia et, avant mon école d'ostéopathie, j'ai fait une école d'arts visuels jusqu'à l'âge de 21 ans à Bruxelles, et avant ça encore, jusqu'à 18 ans, j'étais une Italienne qui vivait en Italie et qui ne connaissait du français que les chansons de Georges Brassens. Une fois mon diplôme d'illustratrice en poche, j'ai eu une proposition de travail à Paris. Je vivais mon rêve, j'avais quitté mon village natal, j'habitais dans la capitale et je gagnais ma vie grâce à mes dessins. Mais à force de dessiner, j'ai développé une douleur sourde au poignet. Un jour, j'en ai parlé à un copain, Barnabé, qui a deux passions dans la vie : les psychotropes et câliner les arbres. Je lui ai parlé de ma douleur. Pour lui, je me trompais sur toute la ligne : si j'avais mal au poignet, c'est parce que je prenais le mauvais chemin professionnel ! Il fallait que je consulte un·e ostéopathe pour écouter ce que mon poignet avait à dire.

Je ne connaissais rien à l'ostéopathie et, en sortant de mon premier rendez-vous, je n'avais anatomiquement pas tout compris à son explication mais une chose me semblait évidente : je n'avais plus mal au poignet, et cette rencontre m'avait captivée. Je vivais l'un de ces rares moments dans la vie qui ont un avant et un après. Je voulais devenir ostéopathe et Barnabé n'avait pas toujours complètement tort.

Cinq ans après, j'avais terminé mes études en ostéopathie, j'avais appris tout le jargon technique et choisi de travailler dans le milieu de la périnatalité.

Je remarque que les parents sont avides d'informations concernant l'ostéopathie mais, souvent, il·elle·s s'y connaissent peu. Et malgré mes conseils de lectures, il.elle·s ont d'autres priorités, à la naissance de leur enfant, que de « se plonger » dans un manuel médical. Le rare père qui m'a fait un retour

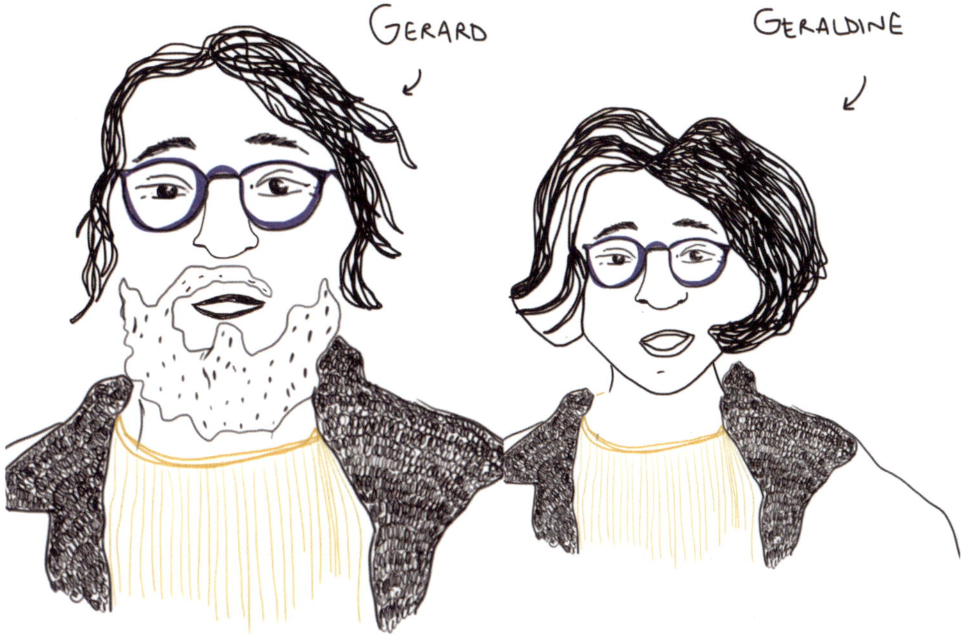

sur l'un de ces livres, un dénommé Gérard Pichet, m'a dit : « J'ai rien compris à vot'bouquin. Ça m'a stressé, ça parle qu'en termes techniques... Ce que je veux, c'est savoir à quoi vous servez pour ma femme et mon gosse. Je veux pas devenir ostéo, ce que je veux, c'est savoir quand je dois venir voir l'ostéo ! » C'est à ce moment-là qu'est apparue mon envie d'expliquer avec des mots simples ce qu'est l'ostéopathie périnatale en l'illustrant.

Depuis que je travaille en maternité, j'observe que chaque accouchement et chaque grossesse sont uniques. J'ai dans l'espoir que ce livre pourra être une aide ou un support à tous les parents curieux souhaitant comprendre comment l'ostéopathie peut être une alliée dans ces moments de grands changements.

Gérard Pichet est un exemple, de manière à avoir un personnage avec qui Silvia pourra discuter tout au long de notre livre. Je tiens à préciser que ce personnage, que j'ai appelé Gérard Pichet, aurait également pu s'appeler Géraldine Pichet. Le genre de celui qui accompagne la personne enceinte n'est pas important. Ce dont l'enfant et la maman ont besoin, c'est d'amour avant tout.

6 RAISONS DE SE METTRE À L'OSTÉOPATHIE PÉRINATALE

1

Avec l'ostéopathie, vous pourrez soulager des douleurs chroniques en travaillant votre mobilité. L'ostéopathe est un·e artisan·e qui bricole votre corps pour vous faire du bien, du simple mal de tête à la névralgie !

2

Vous pourrez améliorer votre état de santé, votre bien-être. L'ostéopathie soigne les petits problèmes du quotidien du corps et du mental ! Cela vous étonne ? Certaines techniques peuvent même soulager le stress post-traumatique !

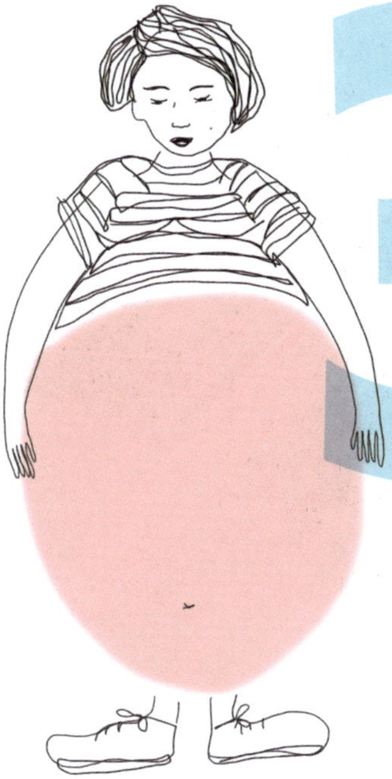

3

L'ostéopathie peut vous accompagner tout au long de votre grossesse jusqu'au post-partum, pour atténuer les douleurs de cette période si particulière.

4

L'ostéopathie est une alliée pour le bébé et l'enfant, pour que sa croissance soit la plus harmonieuse possible. Parce que vous vous inquiétez toujours pour vos enfants, soulagez vos angoisses du nourrisson… jusqu'à l'âge adulte !

5

Il est toujours bon de consulter un·e ostéopathe même lorsque l'on n'a pas de douleurs, en guise de prévention et pour faire un bilan.

6

Vous pourrez vous octroyer du temps, un temps pour prendre conscience de votre corps et vous sentir mieux dans vos mouvements.

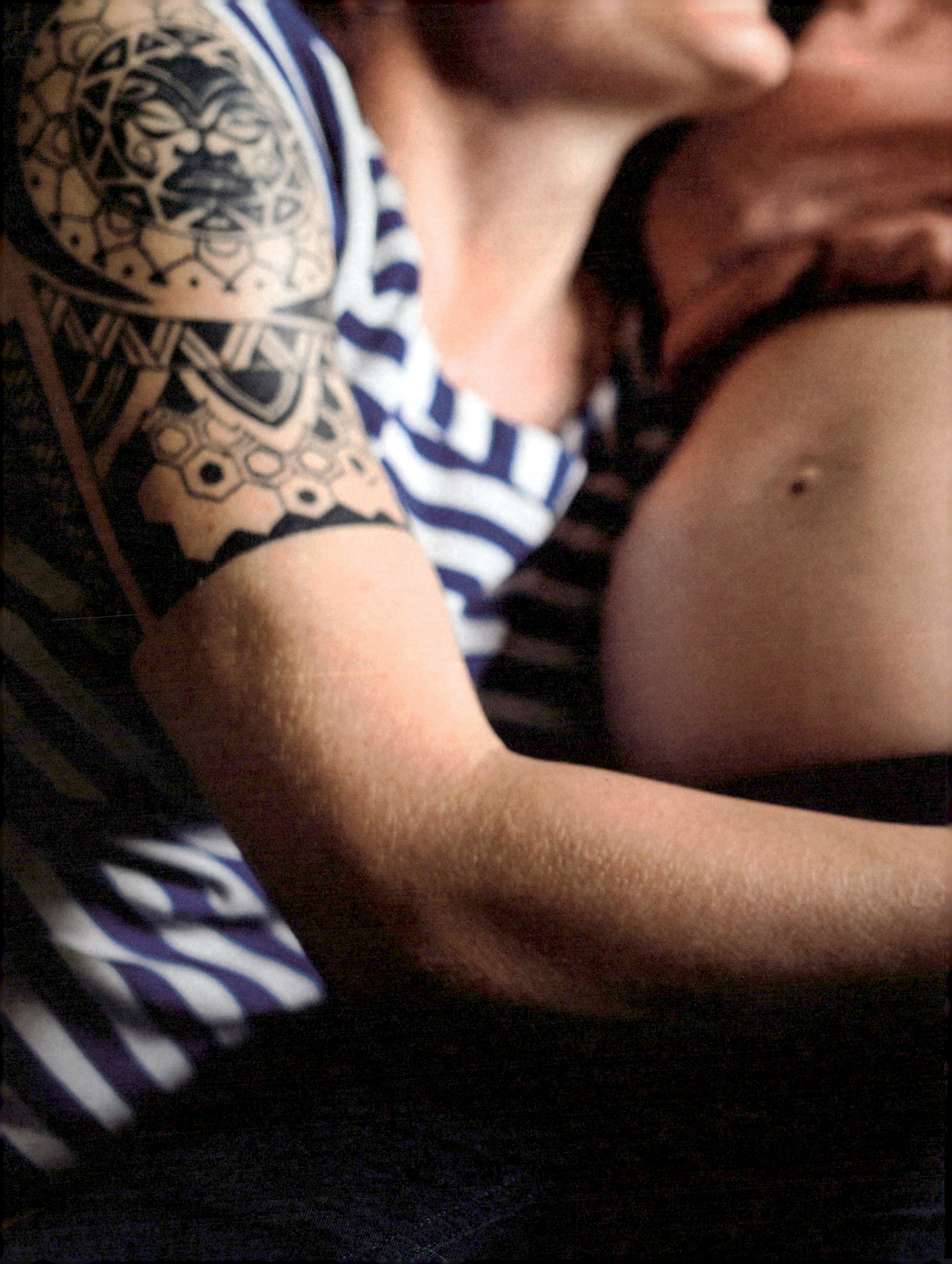

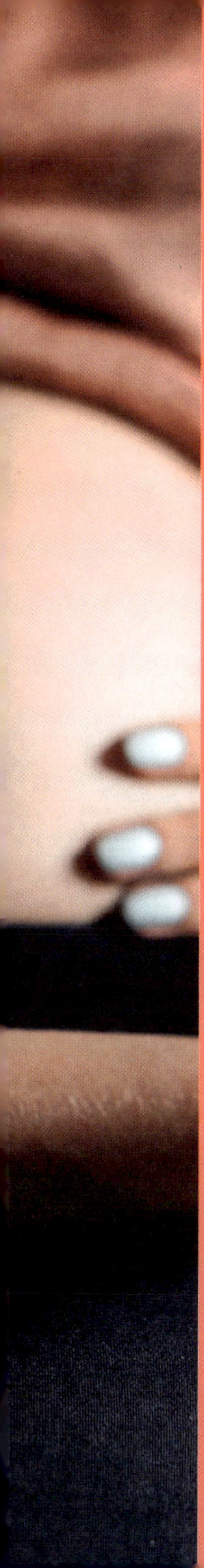

L'OSTÉOPATHIE **POUR LE NOURRISSON, LA FEMME ENCEINTE ET EN POST-PARTUM**

Quand un bébé arrive dans la vie des parents, ces derniers ne reçoivent pas de mode d'emploi, il·elle·s ont mille choses à apprendre, et leur nouvelle réalité ne fait que commencer. Être parent, c'est autrement plus compliqué que de monter un meuble IKEA. On a souvent une idée préconçue qui voudrait que si le nouveau-né se porte bien, la famille va bien. Pourtant, cette prétendue vérité est majoritairement une exception. Il faut porter un regard attentionné sur la femme qui vient de donner naissance et dont le corps continue à évoluer, ainsi que sur l'ensemble des composantes de cette nouvelle réalité. L'ostéopathe ne détient pas la vérité, et chaque consultation est un terrain de rencontre.

Intro

QU'EST-CE QUE L'OSTÉOPATHIE ?

Alors, l'ostéopathie… Moi, je préfère le terme « médecine ostéopathique ». Bon, ça ne nous avance pas… L'Organisation mondiale de la santé (OMS) répondrait que l'ostéopathie « repose sur l'utilisation du contact manuel pour le diagnostic et le traitement. Elle prend en compte les relations entre le corps, l'esprit, la raison, la santé et la maladie ». Mais en retranscrivant cette définition, j'ai peur que seules les personnes travaillant à l'OMS ou dans le milieu de la santé ne comprennent.

Alors, l'ostéopathie, selon moi, qu'est-ce que c'est ?

L'ostéopathie est une thérapie manuelle qui considère l'être humain dans son ensemble. Se basant sur de profondes connaissances anatomiques et physiologiques, l'ostéopathe a pour intention principale, avant tout, de redonner de la mobilité aux structures moins mobiles, car c'est en agissant sur la mobilité qu'il·elle aide à « démêler les nœuds du corps ». L'ostéopathe aide le corps humain à trouver la meilleure façon possible de s'adapter afin d'établir une nouvelle harmonie et un nouvel équilibre.

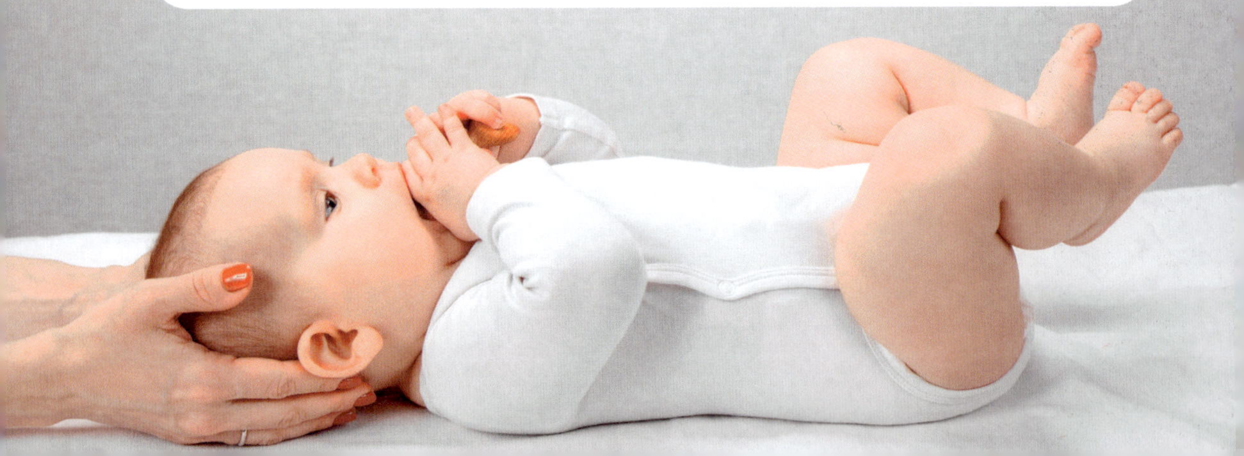

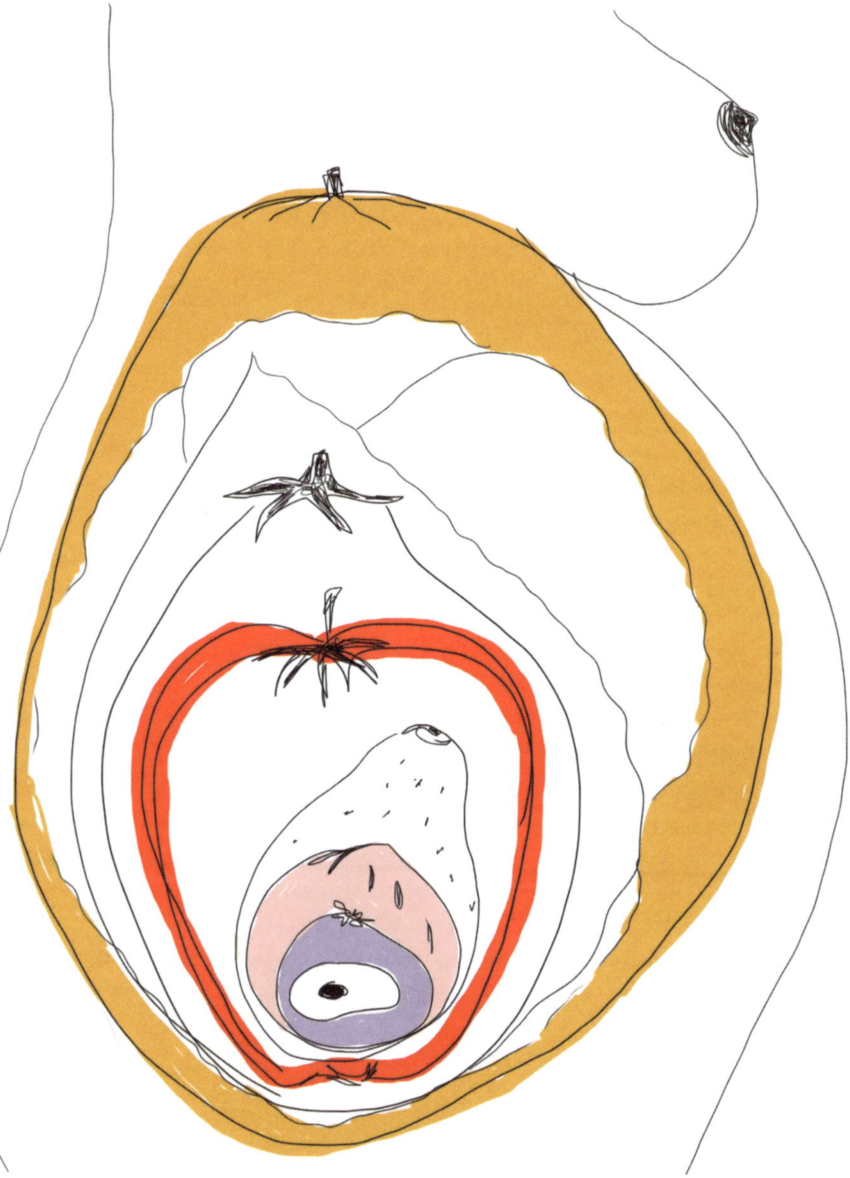

Votre corps après chaque séance

Les sensations après la séance varient d'une personne à l'autre. Certain·e·s ressentent une grande fatigue et l'accentuation de leurs douleurs, mais l'aggravation temporaire des symptômes est suivie par un grand soulagement. Certain·e·s ne ressentent rien du tout et cela ne signifie pas que le traitement n'a pas eu d'effet. L'ostéopathe fait des propositions au corps du·de la patient·e et c'est au corps de ce·cette dernier·ère de faire le reste du chemin.

Intro

LES CONSULTATIONS POUR BÉBÉ

Comme on est tous inégaux face au possible développement de certains troubles, on l'est également face au traitement ostéopathique. Si je ne vous aide pas beaucoup avec cette phrase, je peux au moins vous dire qu'une visite d'ostéopathie lors de grandes étapes du développement peut être utile afin que la croissance de l'enfant s'épanouisse.

Des séances selon vos besoins

Comme pour les adultes, il n'y a pas de règles fixes quant à la fréquence des séances. Vous pourrez trouver deux ostéopathes voisin·e·s avec deux opinions opposées. L'un·e qui pense que toute naissance est traumatique et nécessite donc un contrôle ostéopathique, l'autre qui vous dira que c'est en fonction de la symptomatologie du bébé. Et puis il y a toujours le cousin de Gérard Pichet qui pense que l'espèce humaine en a vu d'autres, qu'elle a pu avancer jusqu'à aujourd'hui sans une visite ostéo et qu'il est toujours bon de faire des économies même si l'enfant est sorti·e au forceps, qu'il·elle ressemble à E.T., qu'il·elle ne pleure que d'un œil et qu'il·elle dévore le sein de sa mère.

Mes ASTUCES

Si vous arrivez à faire manger votre bébé avant la séance, si possible pas JUSTE avant la séance, cela mettra toutes les chances de notre côté pour qu'il·elle soit disponible. Cela reste un conseil et ce n'est absolument pas obligatoire, on pourra toujours trouver un moment pendant la consultation pour que le bébé puisse manger au besoin. Pensez à apporter le carnet de naissance pour la première consultation, l'ostéopathe y trouvera de nombreuses informations intéressantes !

Calendrier des visites ostéopathiques

Pour se faire une idée, voici un exemple de calendrier avec les moments qui me semblent opportuns pour une visite ostéopathique.

À la naissance, première séance à deux-trois semaines

Deuxième séance à deux semaines d'intervalle de la première, à moduler en fonction du besoin

Vers trois mois

Vers six mois

Quand il·elle commence à marcher

Vers 5 ans, car la base du crâne termine son ossification (l'écaille). On prêtera attention aux troubles bucco-dentaires liés, par exemple, à la poussée de dents définitives

Au cours de l'adolescence, l'ostéopathe pourra accompagner les bouleversements hormonaux qui causeront la prise de taille, de poids et des changements morphologiques importants

(Mais l'adolescence, c'est le sujet d'un autre livre.)

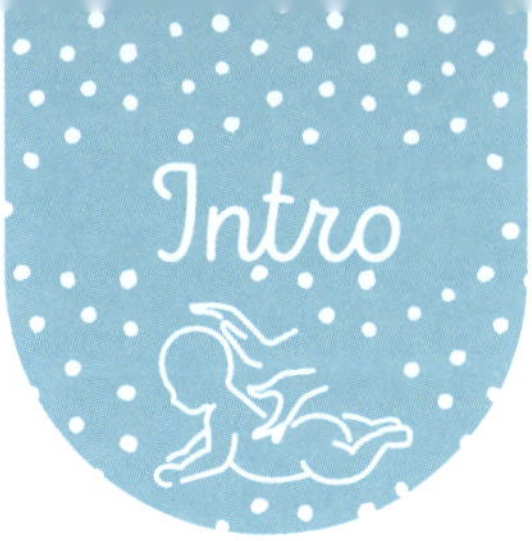

Comment se déroule la consultation ?

L'anamnèse pour un nourrisson ou un·e enfant, c'est-à-dire la phase de la consultation où l'ostéopathe pose des questions (parfois beaucoup) et où le·la patient·e répond, sera essentiellement centrée sur la période périnatale. Il peut arriver que vous consultiez un·e ostéopathe simplement parce que votre bébé tourne la tête à droite de dix degrés de plus qu'à gauche et que vous souhaiteriez qu'il·elle règle ça. Pourtant, ne soyez pas surpris·e par ce moment de dialogue qui peut vous donner l'impression de passer un interrogatoire, vous n'avez rien fait de mal. Ces informations seront essentielles pour comprendre la globalité de la situation et offrir le meilleur traitement ostéopathique.

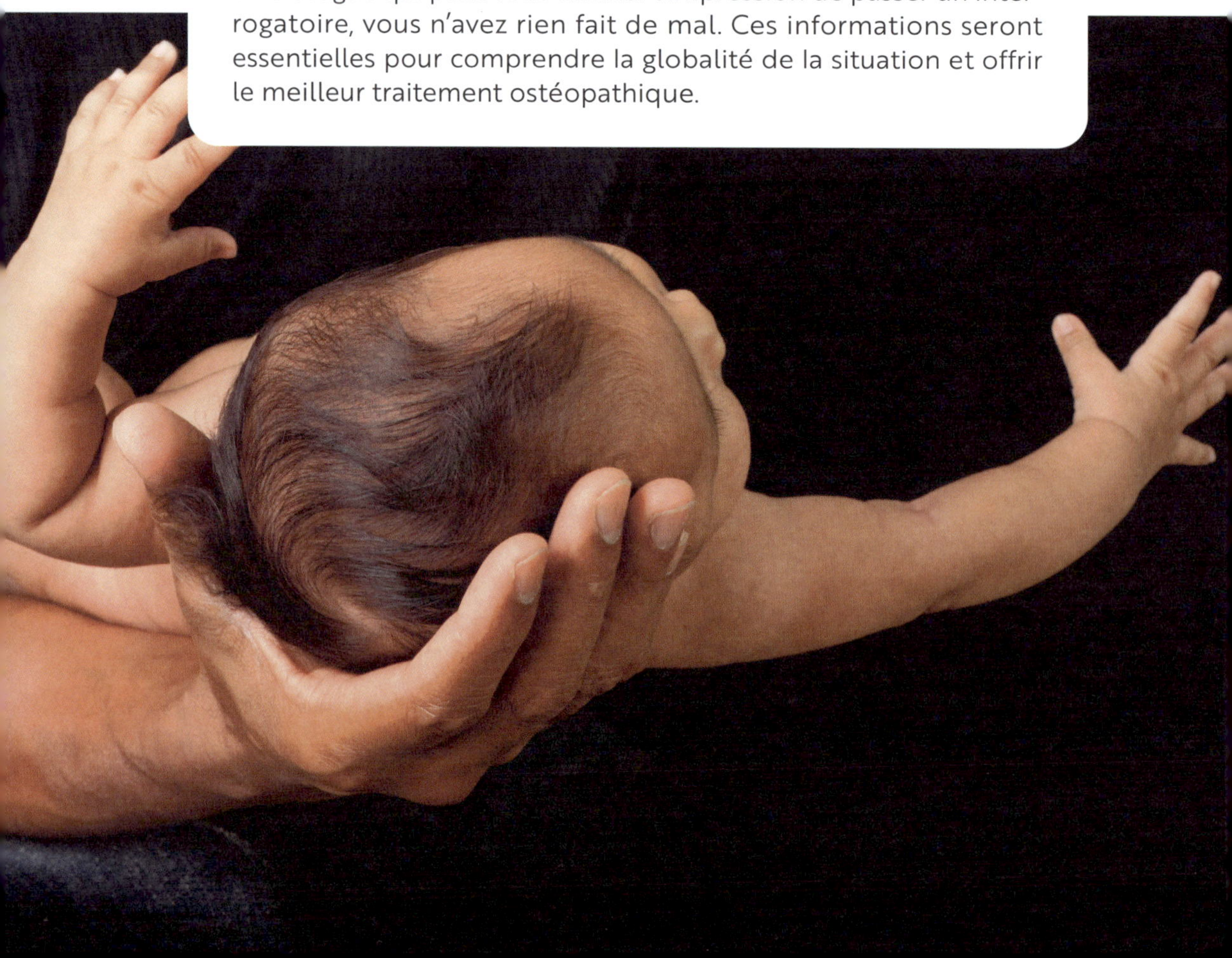

Avec un ordre qui peut varier et une liste plus ou moins exhaustive, voici le type de questions qui vous seront posées :

Est-ce que c'est votre premier enfant?

Comment avez-vous accouché? Voie basse ou césarienne?

Sous quelle modalité? Spontané, provoqué, programmé?

Comment s'est présenté le bébé? En céphalique, en siège ou de face?

Le cordon était-il autour du cou?

Y a-t-il eu des complications durant la grossesse?

Y a-t-il eu des complications durant l'accouchement?

Y a-t-il eu besoin d'instruments obstétricaux?

Quelle a été la durée du travail?

Est-ce que ce sont des jumeaux·elles?

À quelle date avez-vous accouché par rapport au terme? Terme dépassé ou prématuré?

Le fœtus a-t-il appuyé en fin de grossesse sur certaines zones?

Comment avez-vous vécu la grossesse?

Allaitez-vous?

Avez-vous eu des contractions précoces?

Quelle est la qualité de votre sommeil?

Donnez-vous la tétine à votre enfant?

Quelle est la qualité du sommeil de votre enfant?

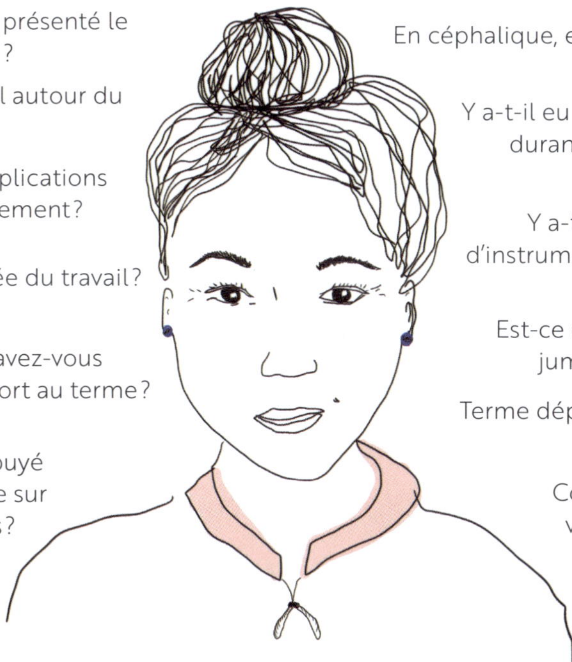

LES ALÉAS DE LA VIE

Précipitation dans les escaliers.

Précipitation sur le trottoir avec ses patins durant les précipitations météorologiques.

La vie suit rarement les calendriers et propose tout un tas d'aventures qui donnent de nouvelles occasions pour consulter votre ostéopathe.
Par exemple :

Bagarre avec coussins depuis le canapé.

Bagarre avec objet contondant devant la cheminée avec son·sa cousin·e.

Accident de vélo, de trottinette, de toboggan, de balançoire.

Accident parce qu'il·elle pensait gérer le sabre comme Bruce Lee mais qu'il faut encore de l'entraînement.

Accident parce qu'il·elle apprend depuis hier à faire ses lacets et qu'il·elle a trébuché.

Accident sur la figurine de Buzz l'Éclair, qui était mal rangée.

Parce qu'il·elle essayait de voler, de grimper, d'escalader l'immeuble comme Spiderman, de disparaître, de fermer la porte, de se cacher, de sauter depuis le toit dans la piscine, etc.

Sinon, un contrôle par an devrait suffire.

Intro

COMMENT TRAVAILLE L'OSTÉO ?

Avant toute chose, sachez que chaque patient·e est une singularité : l'ostéopathe est obligé·e d'expérimenter sans cesse avec lui·elle. Vous pouvez l'imaginer comme un·e artisan·e qui « bricole » : il n'y a ni recette ni mode d'emploi !

L'Organisation mondiale de la santé vous répondrait :

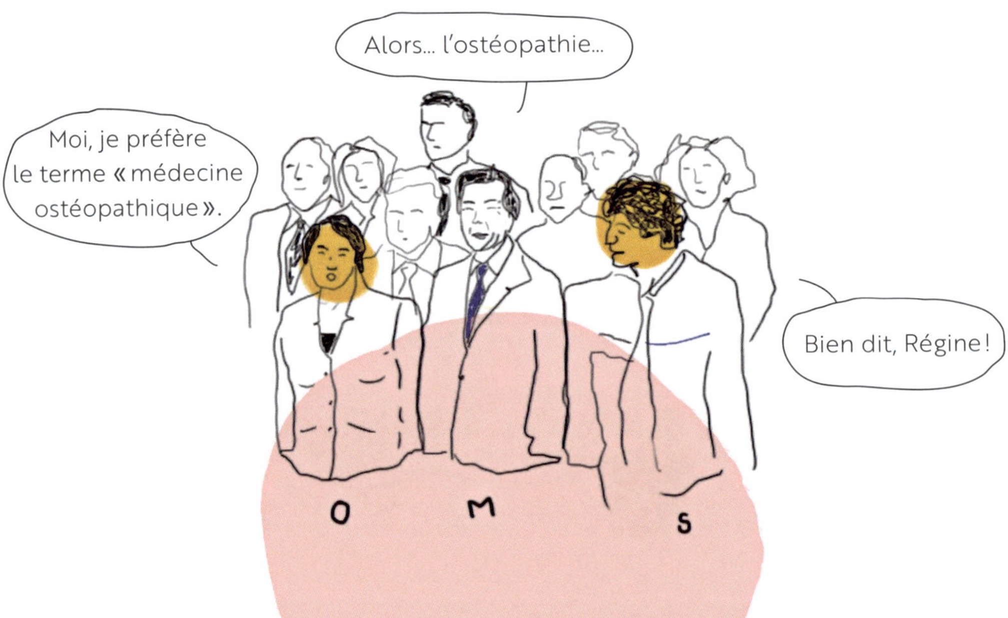
Alors... l'ostéopathie...
Moi, je préfère le terme « médecine ostéopathique ».
Bien dit, Régine !
O M S

L'ostéopathie repose sur l'utilisation du contact manuel pour le diagnostic et le traitement. Elle prend en compte les relations entre le corps, l'esprit, la raison, la santé et la maladie. Elle place l'accent sur l'intégrité structurelle et fonctionnelle du corps et la tendance intrinsèque de l'organisme à s'auto-guérir.
Les ostéopathes utilisent une grande variété de techniques thérapeutiques manuelles pour améliorer les fonctions physiologiques ou soutenir l'homéostasie altérée par des dysfonctions somatiques (les structures du corps)...

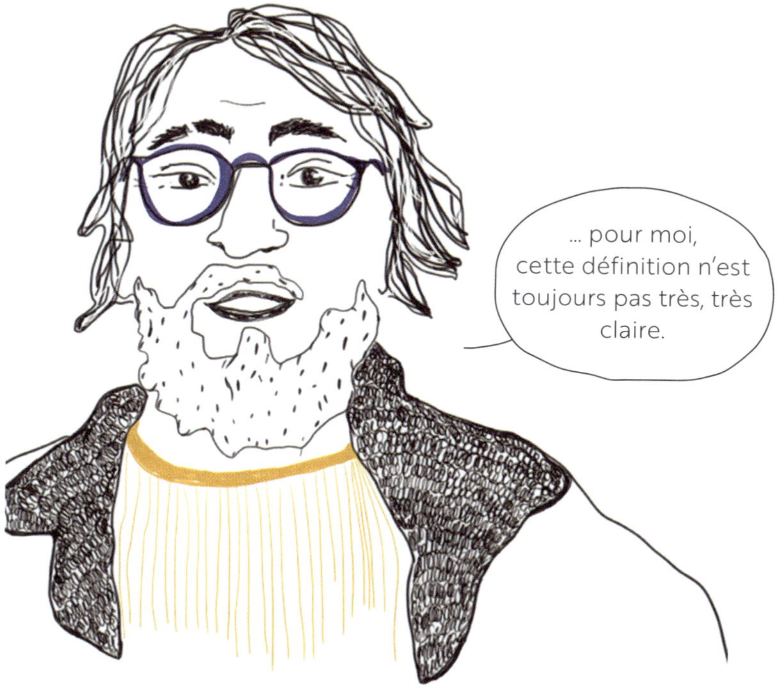

Rien n'est mathématique, il faut savoir s'adapter. L'ostéopathe peut aider à « démêler les nœuds du corps humain » en agissant sur la mobilité de l'être humain. Se basant sur de profondes connaissances anatomiques et physiologiques, l'intention principale de l'ostéopathe est de redonner de la mobilité aux structures moins mobiles.

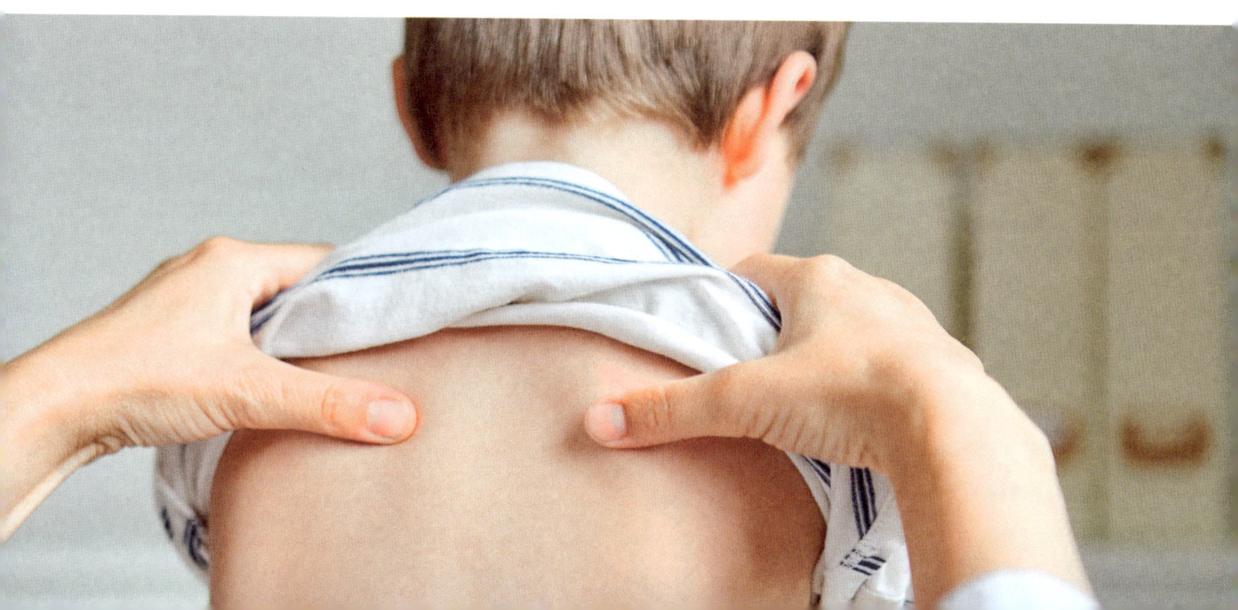

PETIT INVENTAIRE ANATOMIQUE

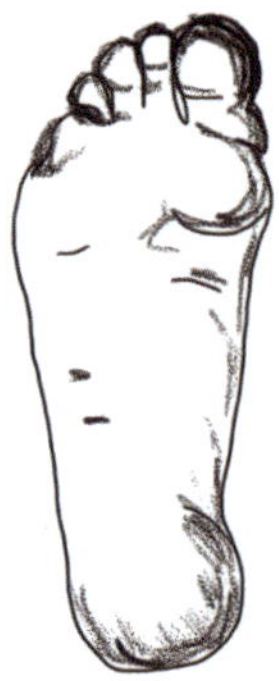

Sol plantaire

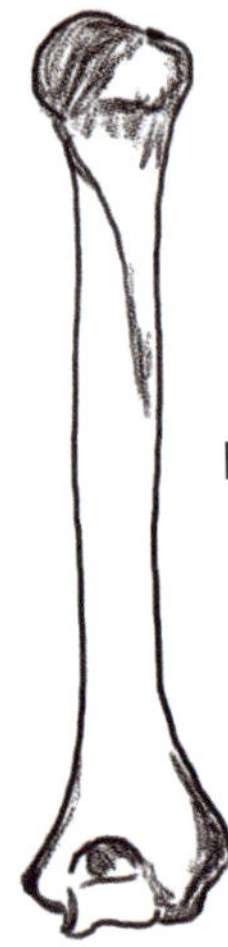

Humérus

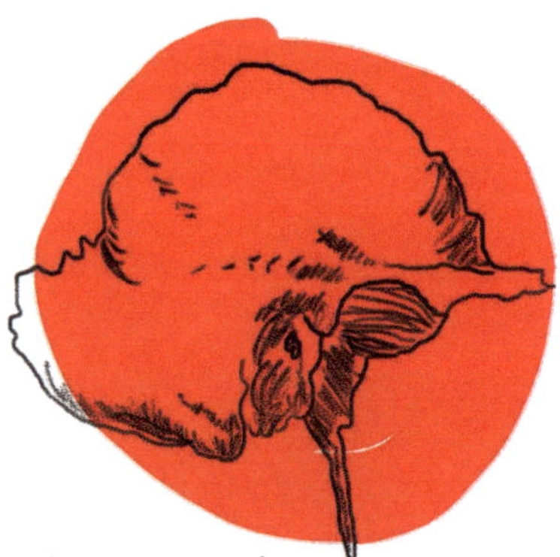

Os temporal

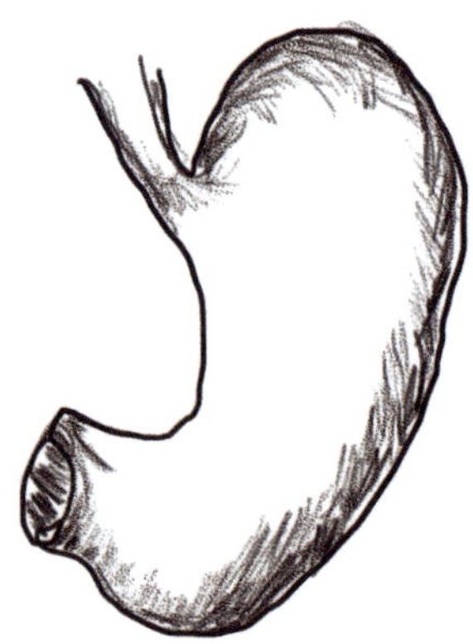

Estomac

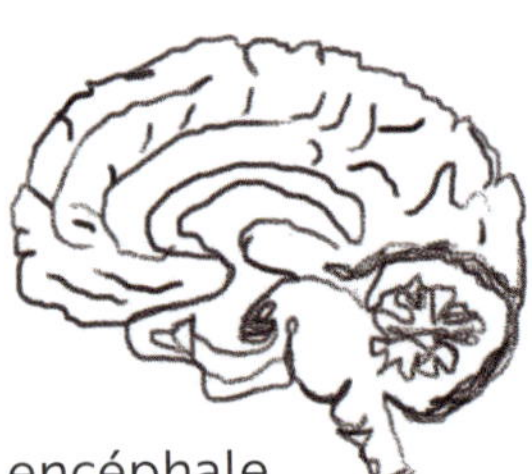

Coupe encéphale

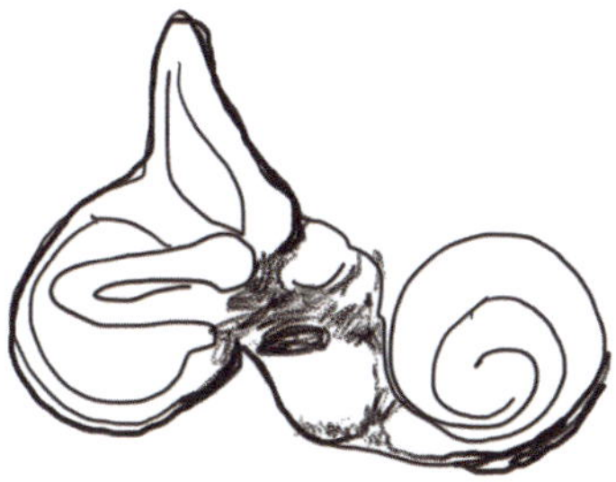

Labyrinthe oreille

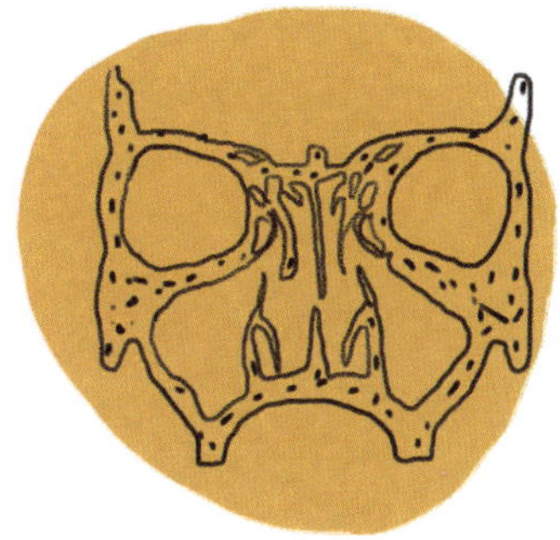

Coupe frontale
de la face

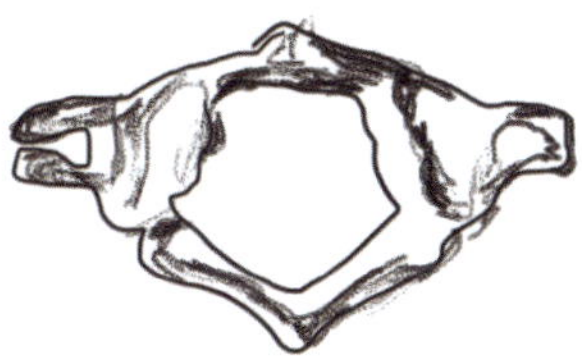

Atlas

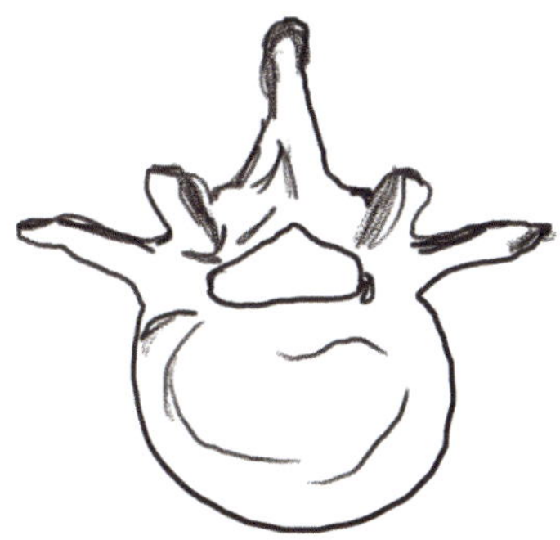

Vertèbre type

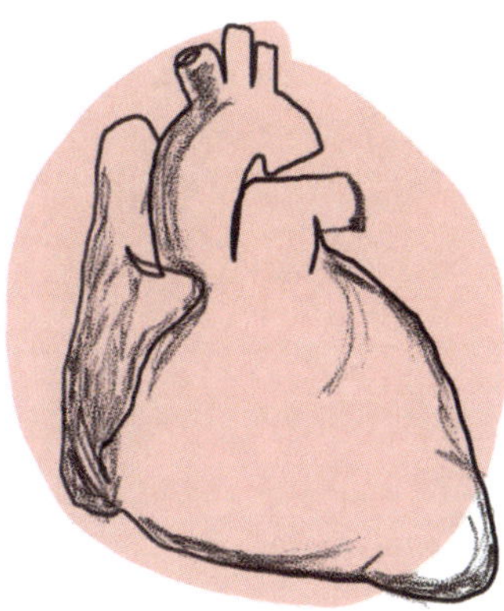

Cœur

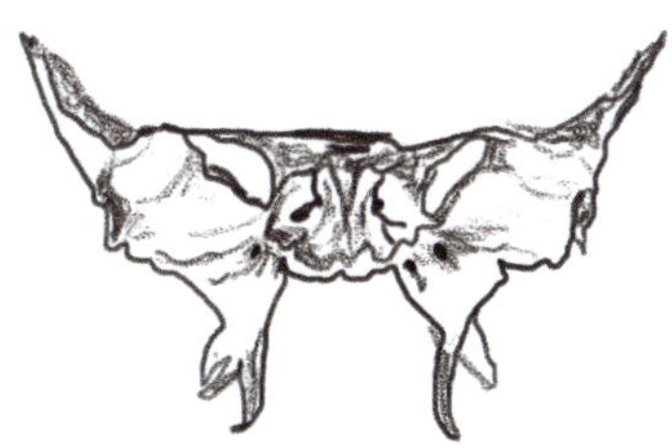

Sphénoïde

Intro

UNE PRATIQUE TABOUE : LES TECHNIQUES GYNÉCOLOGIQUES INTERNES

J'aimerais ici aborder un point sensible de l'ostéopathie périnatale : les techniques gynécologiques internes ! Pour faire simple, en France, un·e ostéopathe a l'interdiction de faire des manipulations gynéco-obstétricales et des touchers pelviens. La rééducation du périnée après l'accouchement est donc assurée par les kinésithérapeutes ainsi que par les sages-femmes, mais ce travail va de pair avec les soins ostéopathiques.

Les soins ostéopathiques du périnée

La rééducation du périnée après l'accouchement peut être facilitée par les techniques gynécologiques internes. Il est fréquent que des ostéopathes assument la responsabilité de soulager certaines personnes tout en agissant dans l'illégalité. Il y a une théorie qui dit que l'on est à six poignées de main de n'importe qui dans le monde. Vous êtes donc tous à six poignées de main d'un·e ostéopathe qui pourrait vous soulager avec des techniques internes.

Comment ça marche ?

L'ostéopathe peut faire un travail complémentaire pendant la rééducation périnéale et pourra intervenir après le premier rendez-vous de contrôle chez le·la gynécologue, qui se fait environ à six semaines de post-partum (voir page 49).

à savoir

Il est primordial d'être dans un climat de confiance avec son ostéopathe, et aucune technique ne sera imposée sans votre consentement. L'ostéopathe, à l'aide d'un gant, pourra soulager les contractures musculaires et les blocages articulaires comme il le ferait depuis l'extérieur, sur toute zone du corps.

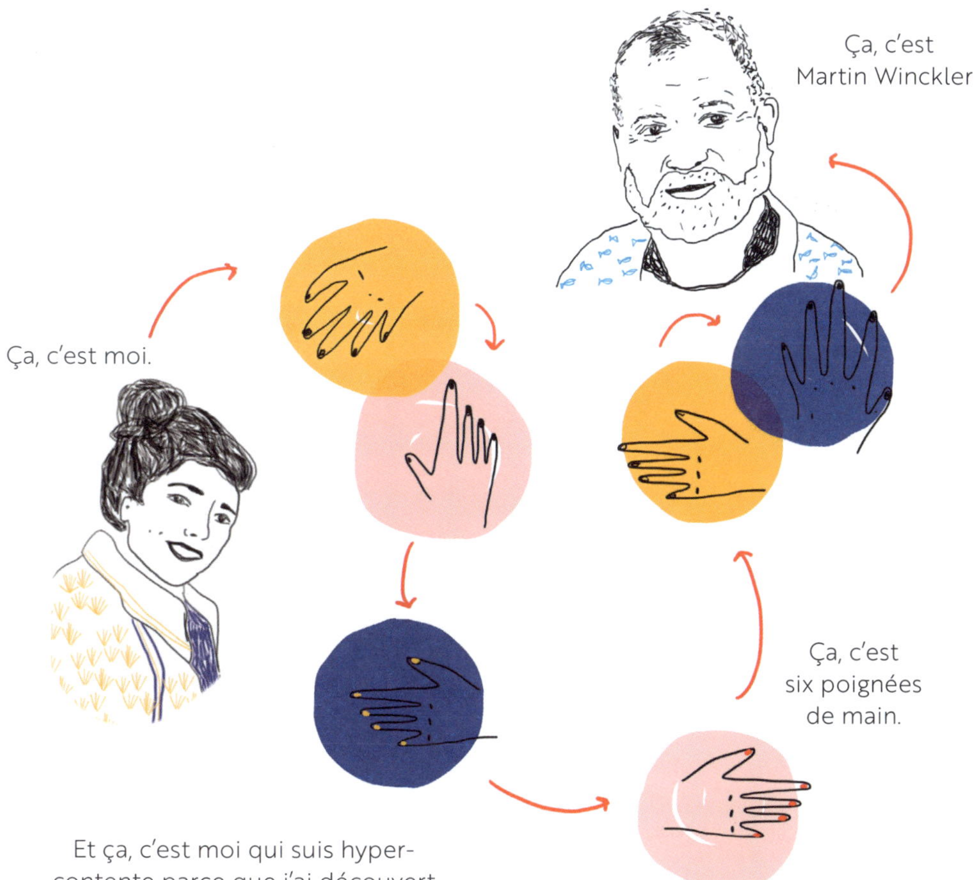
Ça, c'est moi.
Ça, c'est Martin Winckler !
Ça, c'est six poignées de main.

Et ça, c'est moi qui suis hyper-contente parce que j'ai découvert qu'à six poignées de main de moi, il y a Martin Winckler, un médecin féministe dont j'aime le travail.

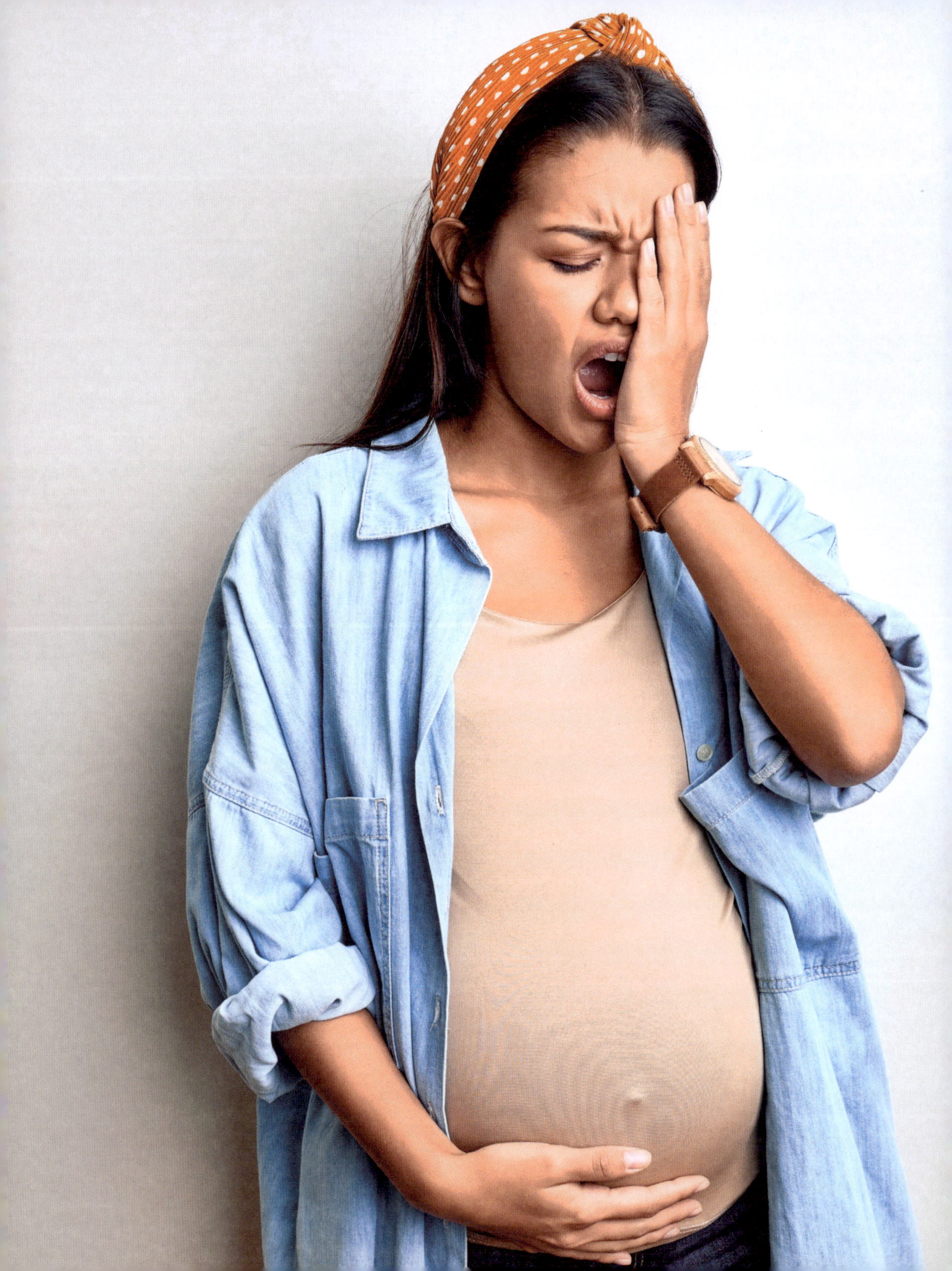

Partie 1

LES DÉSAGRÉMENTS **DE LA GROSSESSE**

La grossesse est une période connue pour ses grands chamboulements physiques, hormonaux et psychologiques. Si, dans la vie, il peut y avoir de grandes et de petites vagues, la grossesse et l'accouchement sont souvent des tsunamis ! L'ostéopathie est particulièrement indiquée dans les différentes étapes de la grossesse pour que la femme puisse arriver à son accouchement en disposant de tout son potentiel de mobilité et de confiance. Mais l'ostéopathie traite aussi les désagréments les plus fréquents liés à la grossesse.

Indications

MÉMO

Trimestre : premier trimestre, le plus souvent

Zone touchée : la tête

LES CÉPHALÉES DE TENSION

Les maux de tête liés à la grossesse sont souvent des céphalées de tension (l'un de ces maux de tête pouvant être ressentis par l'être humain), qui sont plus fréquemment présentes lors du premier trimestre.

Tout est relié...

En ostéopathie, on porte une attention particulière à la polarité entre le bassin et le crâne.
Ces deux sphères, le pôle céphalique et le pôle caudal, sont les deux extrémités de la colonne vertébrale. Elles sont reliées par la dure-mère, et l'on appelle cette relation l'axe cranio-sacré.

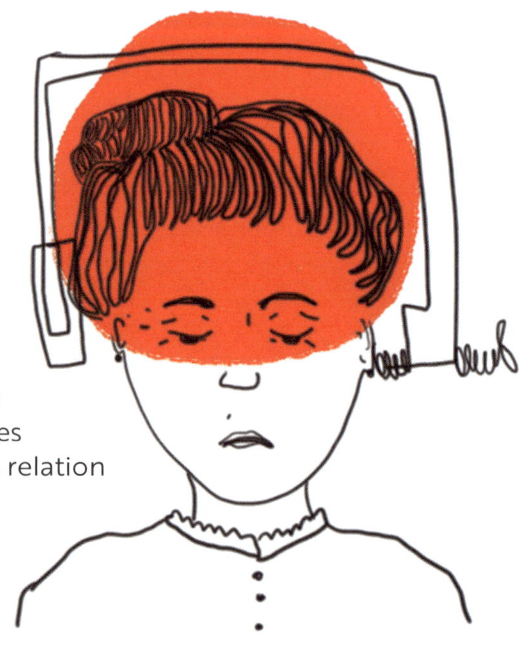

La dure-mère est un manchon fibreux qui contient la moelle épinière. Elle s'étend du crâne jusqu'au sacrum ; c'est l'enveloppe la plus externe des méninges. Si l'un des deux pôles est altéré, on en ressentira les conséquences au niveau du pôle opposé. Voilà quelques raisons qui peuvent expliquer comment un si grand changement dans le bas du dos peut avoir des répercussions jusqu'à la tête. La douleur est partout au niveau de la tête, « en étau », à type de pression et de tension diffuses.

Il y a plusieurs raisons possibles à cela, comme :

- **le volume sanguin,** qui augmente au cours de la grossesse et peut créer des tensions dans les capillaires ;
- **les changements hormonaux ;**
- **la stagnation du sang** veineux, qui peut également jouer un rôle dans les céphalées. Tout est relié...

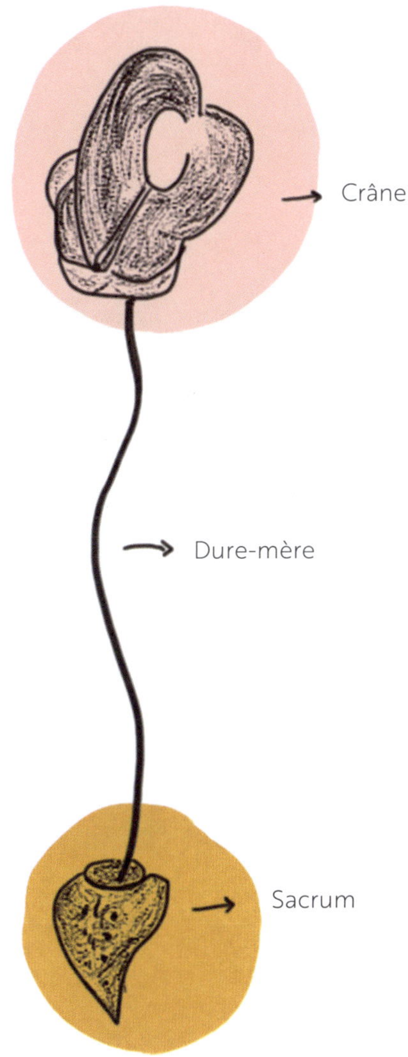

MÉMO

Trimestre : généralement à partir du troisième mois, mais ça peut arriver avant

Zone touchée : les fesses, les jambes, les bras et les mains

LES NÉVRALGIES

Les névralgies se manifestent comme des douleurs le long du trajet d'un nerf sensitif. L'origine de ce type de douleur est souvent liée aux grands changements de vie provoqués par la grossesse : changements dans les articulations, dans l'irrigation sanguine et dans les hormones.

Les deux principales causes de névralgie

D'un point de vue physique, le centre de gravité de la femme enceinte se déporte en avant par le poids du ballon abdominal, surtout au cours des trois derniers mois de la grossesse.
Pour compenser cela, pour ne pas « se casser la figure vers l'avant », la colonne vertébrale adopte une stratégie d'adaptation en augmentant la lordose lombaire ; la partie du dos proche du bassin se cambre alors davantage. Cette courbure accentuée vers l'avant peut causer des compressions du disque intervertébral, qui seront à l'origine de douleurs telles que la névralgie. La stase veineuse et liquidienne, due à l'imprégnation hormonale et à la compression des vaisseaux par le ballon abdominal, peut aussi créer des compressions nerveuses et donner des douleurs telles que la névralgie.

La séance chez l'ostéo

L'ostéo peut « relâcher » les muscles, les fascias, les articulations qui compriment le passage nerveux du nerf, par exemple au niveau des lombaires, du bassin et de la fesse pour le nerf sciatique.

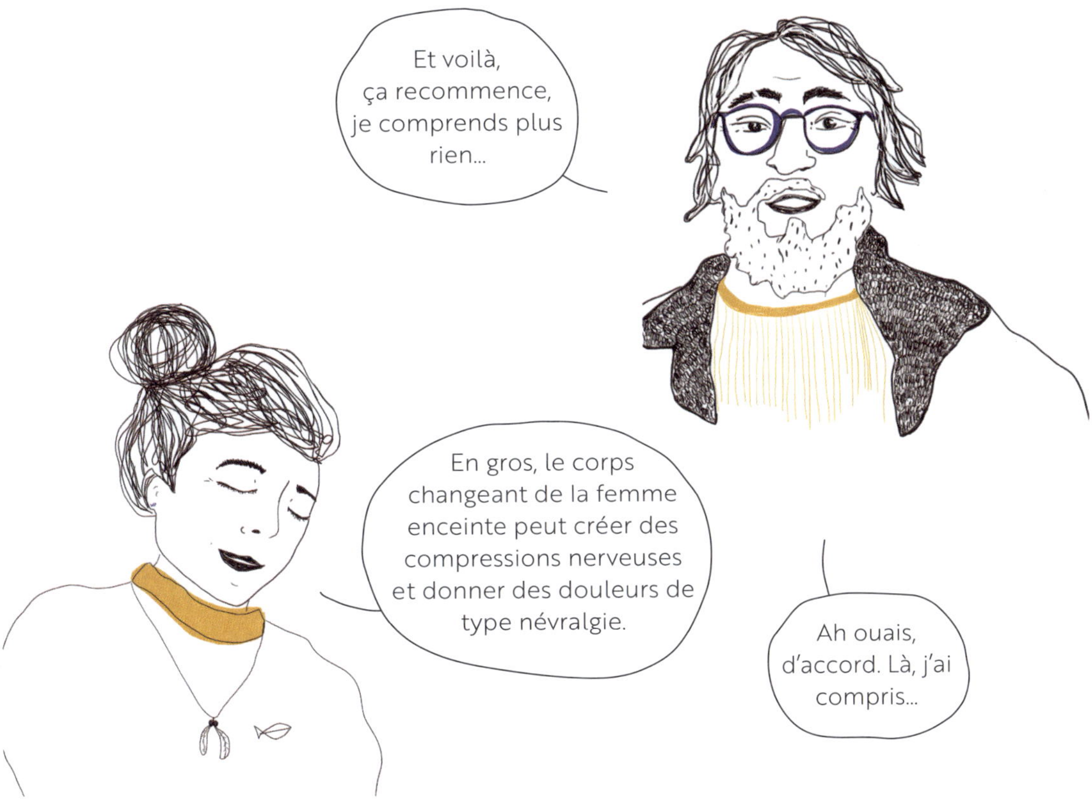

Et voilà, ça recommence, je comprends plus rien...
En gros, le corps changeant de la femme enceinte peut créer des compressions nerveuses et donner des douleurs de type névralgie.
Ah ouais, d'accord. Là, j'ai compris...

Indications

Les zones de douleur

Selon la localisation de la compression, différents nerfs pourront être touchés et provoquer des douleurs qui correspondent au territoire d'innervation du nerf :

1- sciatique pour l'arrière de la fesse, de la cuisse, pouvant descendre jusqu'à la plante du pied ;
2- crurale pour la partie avant de la cuisse ;
3- pudendal pour le territoire du pubis.

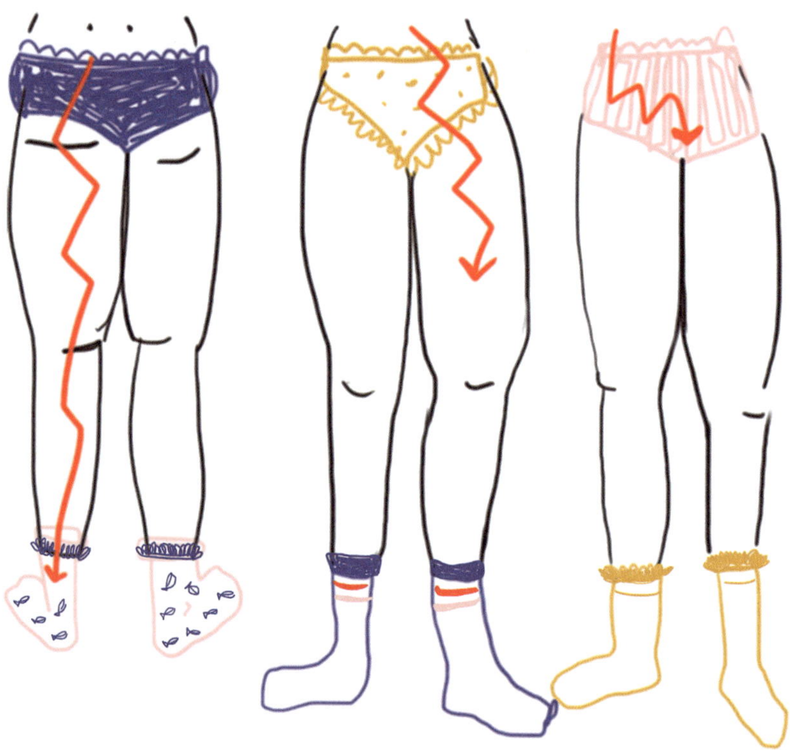

La douleur sera «irradiante», tels une décharge électrique, un fourmillement ou une «sensation bizarre», comme dirait Gérard.

ZOOM sur

LA NÉVRALGIE CERVICO-BRACHIALE

Un cas particulier est celui de la névralgie cervico-brachiale et du syndrome du canal carpien. Ce sont des sensations de lourdeur, de picotements dans les bras et les mains qui peuvent être dues à la progestérone, une hormone qui, avec son action « assouplissante », peut rendre les tissus moins toniques ; l'endroit du passage du nerf risquerait donc d'être « engorgé », c'est-à-dire moins libre.

Plus généralement, les liquides du corps tendent à « stagner », à être moins fluides : les jambes et les bras peuvent s'alourdir, car sur le plan biochimique, les tissus sont gorgés d'eau.

Comme je vous l'ai dit auparavant, il est impossible d'expliquer comment ferait l'ostéopathe pour régler ce problème, car chaque individu est unique. En revanche, je peux vous dire une chose : l'ostéo peut aider à soigner ce bobo.

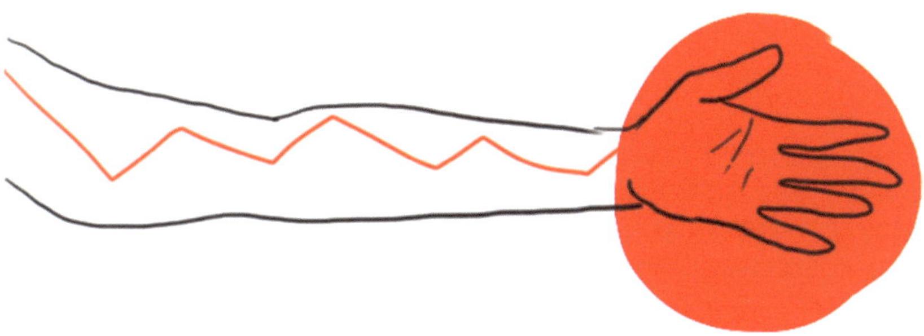

mémo

Trimestre : surtout au troisième trimestre

Zone touchée : les bras, les mains (fourmillements, gonflements)

LES DOULEURS AU DOS : RACHIALGIE ET LOMBALGIE

Le cas de la rachialgie

Les douleurs de la colonne vertébrale, les rachialgies, sont le motif le plus fréquent de consultation pour les femmes enceintes. Si le corps n'arrive pas à s'adapter par lui-même, certains endroits deviennent moins mobiles et donnent naissance à des douleurs articulaires et musculo-squelettiques (c'est-à-dire les muscles, les tendons, les os… notre corps, quoi !). Malgré les effets de la progestérone et de la relaxine, hormones « assouplissantes » sécrétées pendant la grossesse par le corps humain, qui rendent les tissus plus flexibles et adaptables, des douleurs au dos peuvent tout de même se présenter durant la grossesse.

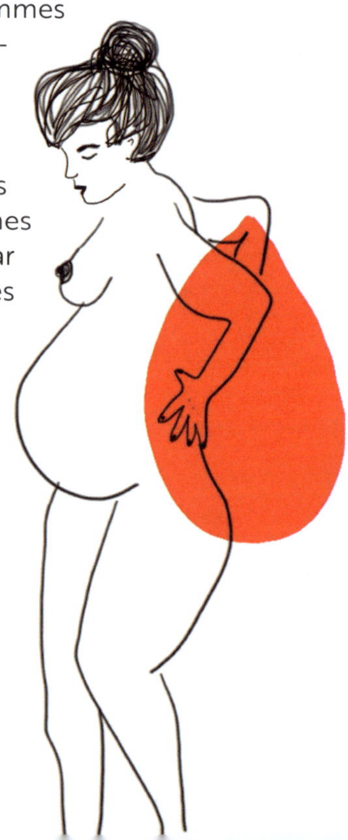

mémo

Trimestre : en particulier à partir de quatre mois et demi de grossesse (moment où l'utérus « monte » au niveau du ventre) et au troisième trimestre

Zone touchée : les lombaires et le bassin notamment, et la charnière dorso-lombaire (attache de soutien-gorge)

Le cas de la lombalgie

Les lombalgies (douleurs au bas du dos) sont très fréquentes durant le dernier trimestre de grossesse. Elles sont dues à l'augmentation des contraintes mécaniques sur le bassin et à la stagnation des liquides causée par le ventre. Les toxines contenues dans le sang seront difficilement éliminables par le système veineux, et cela contribuera à l'installation d'un terrain inflammatoire. En outre, l'instabilité biomécanique, favorisée par les nombreuses modifications hormonales, peut également être à l'origine de la douleur. Cela peut arriver si le corps ne s'est pas adapté naturellement de manière optimale.

La séance chez l'ostéo

L'ostéo pourra « libérer » les points d'attache qui ne permettent pas à l'utérus de monter au niveau du ventre. À partir du quatrième mois, l'utérus commence à prendre de la place vers l'avant et vers le haut du ventre. L'ostéopathe pourra aussi diminuer les blocages et les contractures causés par la posture en constante évolution de la femme enceinte.

Indications.

mémo

Trimestre : le deuxième trimestre et surtout juste après l'accouchement

Zone touchée : le coccyx

LA COCCYGODYNIE

Les patientes qui souffrent de douleurs au sacrum et au coccyx décrivent une impossibilité à rester dans la position assise, ainsi qu'une douleur augmentée durant le processus de défécation et au moment de se lever.

Le sacrum, la clé de voûte

Imaginez le sacrum comme une clé de voûte. Le coccyx est relié au sacrum par une articulation. Cette articulation peut subir une entorse ligamentaire causée par les forces engendrées pendant l'accouchement. Mais elle peut aussi être douloureuse avant l'accouchement à cause de son lien direct avec les muscles du petit bassin : les changements au niveau du périnée auront donc des répercussions sur le sacrum et le coccyx. En résumé, le poids du fœtus en fin de grossesse se répercute sur le périnée, qui se répercute sur le coccyx, où il s'insère.

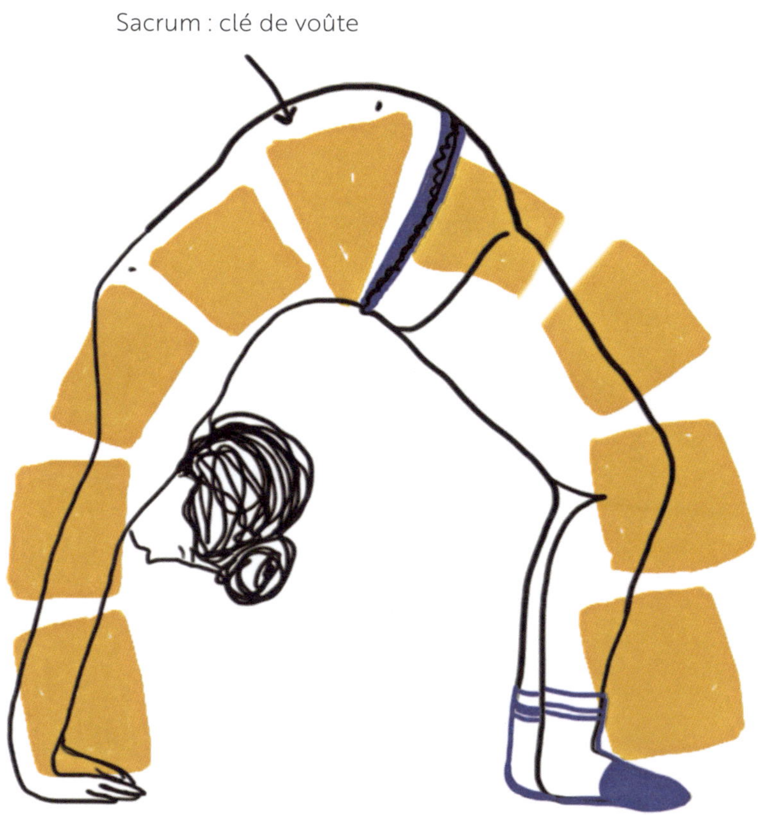

La séance chez l'ostéo

L'ostéopathe agira au niveau des articulations du bassin, des muscles du plancher pelvien et pourra avoir un impact postural afin de diminuer le poids infligé au coccyx en position assise.

ZOOM *sur*

LE BASSIN

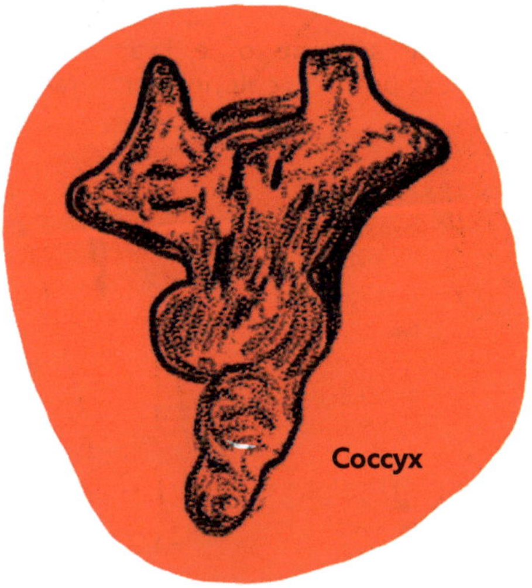

La douleur au coccyx se manifeste par une douleur à l'extrémité du bassin. Elle est souvent confondue par la femme avec une lombalgie basse (voir page 33). La différence entre le coccyx et le sacrum est parfois floue dans l'imaginaire collectif ; c'est pourquoi un petit rappel sur les composantes du bassin peut être utile.

Le bassin osseux est composé de trois pièces : la colonne vertébrale sacrée (1), le coccyx (2) et une paire d'os iliaques appelés aussi os coxaux symétriques (3). Le bassin « mou », lui, est composé de l'ensemble des muscles et des aponévroses formant un entonnoir nommé périnée.

Le sacrum est une pièce osseuse qui s'adapte constamment aux changements du corps humain. Il reçoit la force des membres inférieurs et, comme une clé de voûte, il va la transmettre le long de la colonne vertébrale.

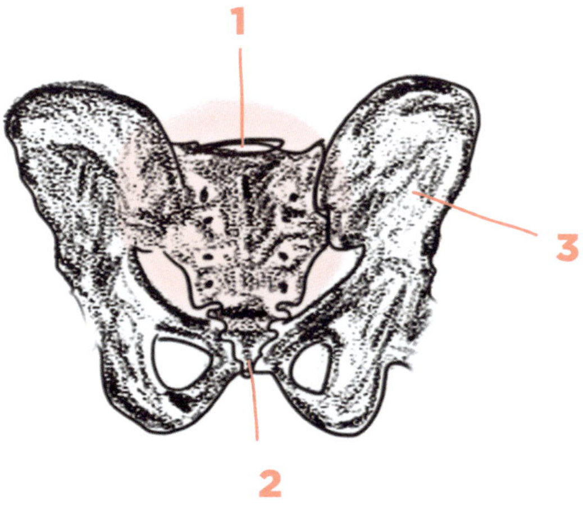

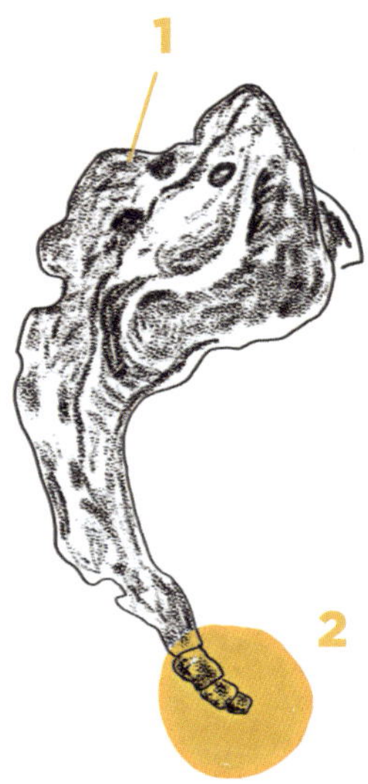

Indications

MÉMO

Trimestre : deuxième trimestre

Zone touchée : bas-ventre, périnée, symphyse pubienne et lombaires

LE SYNDROME DE LACOMME ET LA PUBALGIE

Le syndrome de Lacomme peut être résumé ainsi : les tissus sont trop mous car imbibés de relaxine (une hormone qui porte bien son nom). En conséquence, le tissu conjonctif (les muscles, les fascias, les ligaments) peut être douloureux car le corps réagit à ce surplus de souplesse par un phénomène inflammatoire.

Le syndrome de Lacomme

Ce syndrome a été décrit pour la première fois en 1962 par Maurice Lacomme, président de l'Académie nationale de médecine à Paris. Le terme « syndrome » est employé pour décrire un ensemble de signes. Il est présent souvent au dernier trimestre de la grossesse et se manifeste par des douleurs telles que des tensions dans le bassin; les mamans décrivent une « sensation du bébé très bas » ; les ligaments peuvent « tirer » ; la zone de la symphyse pubienne peut être très douloureuse.

mémo

Trimestre : surtout aux deuxième et troisième trimestres

Zone touchée : les deux os du bassin qui constituent la symphyse pubienne

Le cas de la pubalgie

La symphyse est une articulation qui met en connexion les deux os iliaques et qui est d'habitude très peu mobile. Grâce à l'action de la progestérone et de la relaxine, cette zone devient davantage mobile ; les os s'ouvrent et peuvent engendrer des douleurs dans cette région. Les symptômes peuvent aussi être dus à l'irritation du nerf génito-fémoral qui peut être comprimé par l'utérus. Les douleurs sont principalement ressenties debout, quand la charge sur la zone est maximale, ainsi que durant la marche, quand les forces de cisaillement exercent des contraintes sur la symphyse pubienne, qui devrait s'adapter.

La séance chez l'ostéo

L'ostéo, par exemple, pourra agir sur la contracture réflexe des muscles du périnée, du bassin et des lombaires, qui essaient de pallier ce surplus de relaxine.

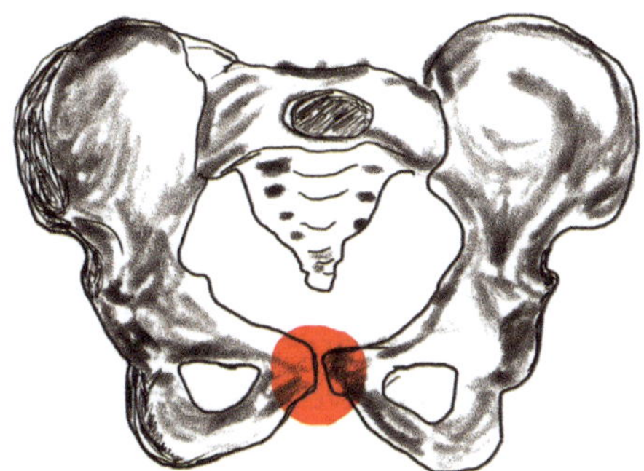

Mes ASTUCES

L'ostéo pourra vous conseiller le port d'une ceinture adaptée afin de vous sentir plus soutenue.

Indications

mémo

Trimestre : surtout au troisième trimestre

Zone touchée : le thorax, la gorge et le haut du ventre

LE RGO

Le pyrosis est l'un des principaux symptômes du RGO (reflux gastro-œsophagien). L'étymologie de ce mot dérive du grec ancien, qui signifie « brûlure ». Il reflète, de façon fidèle, la sensation de brûlure ressentie par la patiente au niveau du milieu du thorax.

De moins en moins en place...

L'origine de cette sensation est souvent due à un reflux gastro-œsophagien, autrement dit, une remontée du contenu de l'estomac (au pH très acide) à l'intérieur de l'œsophage. Le RGO, abréviation du reflux gastro-œsophagien, est souvent provoqué par une béance du cardia. Plus simplement, l'orifice qui lie l'estomac à l'œsophage, le cardia, est constitué d'un muscle circulaire, appelé sphincter (comme celui du côlon terminal, ou l'anus). Le cardia empêche le contenu de l'estomac de remonter dans l'œsophage. Parfois, il se peut que l'utérus prenne de plus en plus de place, jusqu'à « pousser » l'estomac vers le haut. C'est à ce moment que le cardia ne parvient plus à faire parfaitement son travail, et que les pyrosis peuvent se faire ressentir. Il semblerait aussi que la progestérone, hormone « assouplissante », joue un rôle dans la facilitation de l'ouverture du cardia.

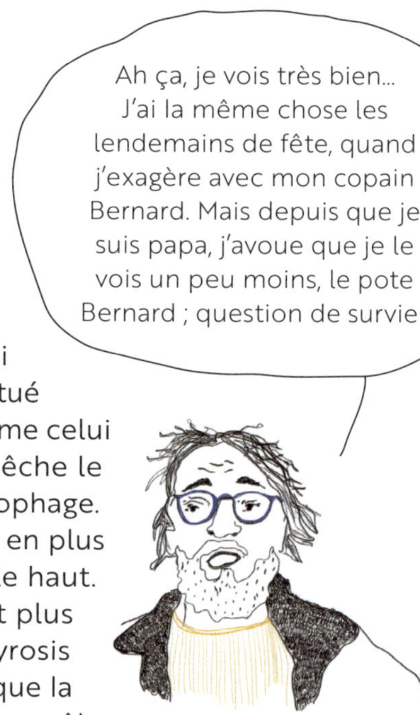
Ah ça, je vois très bien… J'ai la même chose les lendemains de fête, quand j'exagère avec mon copain Bernard. Mais depuis que je suis papa, j'avoue que je le vois un peu moins, le pote Bernard ; question de survie !

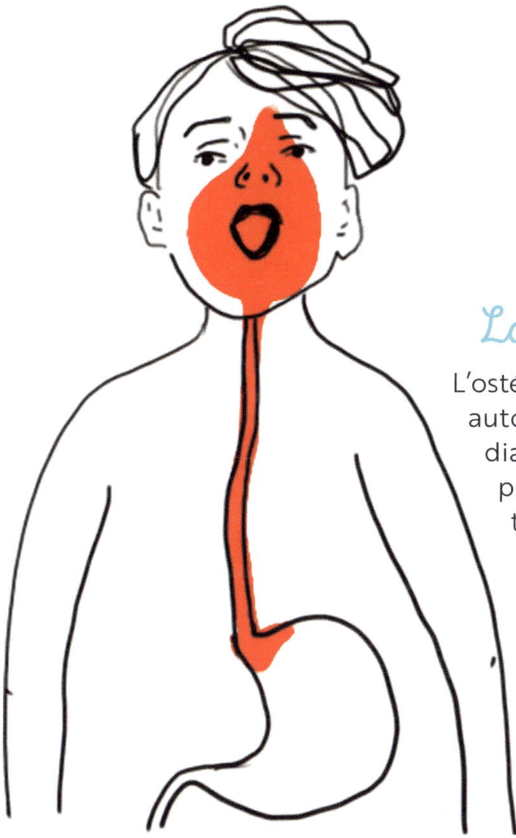

La séance chez l'ostéo

L'ostéopathe peut soulager les contraintes autour de votre estomac en libérant le diaphragme. Mais le·la principal·e responsable, celui·celle qui pousse l'estomac vers le haut pour se faire de la place, est le bébé et, pour ça, il n'y a pas de miracle, c'est un souci de colocation !

Mes ASTUCES

Les conseils sont les mêmes que pour toute autre brûlure : ne pas boire d'alcool (que vous avez déjà probablement éliminé car vous êtes enceinte), diminuer le café (que vous avez déjà probablement éliminé car vous n'en supportez plus l'odeur), diminuer les aliments acides comme le piment et éviter de vous coucher juste après les repas.

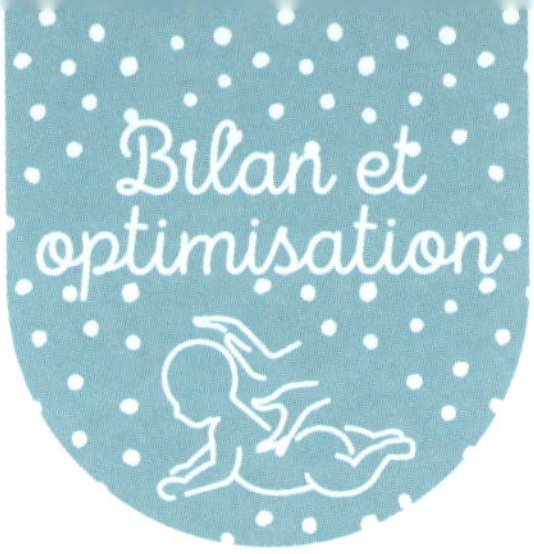

PRÉPARATION À L'ACCOUCHEMENT

L'ostéopathie entre dans les méthodes de préparation complémentaires à l'accouchement, afin que le fœtus puisse venir au monde de la façon la plus harmonieuse possible. L'ostéopathe pourra aussi aider à ce que « la chambre » du bébé soit la plus spacieuse et confortable possible, en plus d'y remettre de l'ordre une fois qu'il·elle sera venu·e au monde !

La préparation de votre bassin

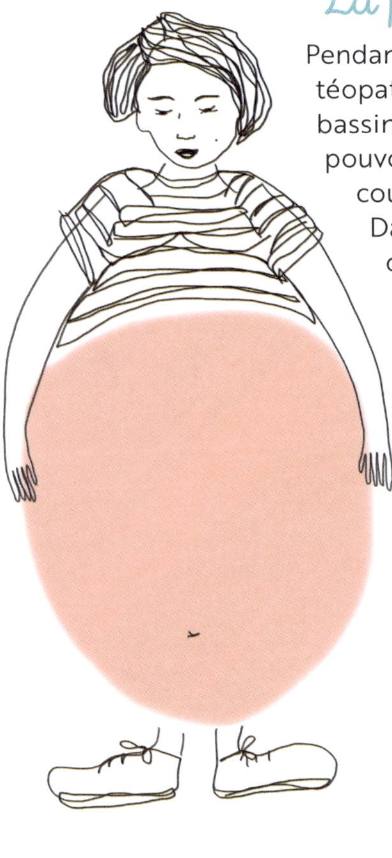

Pendant la séance qui précède l'accouchement, l'ostéopathe posera un regard particulier au niveau du bassin de la patiente, car le bassin maternel doit pouvoir s'adapter au mieux aux contraintes de l'accouchement.

Dans cette zone se croisent des forces ascendantes qui proviennent du sol, ainsi que des forces descendantes, issues de la pesanteur du ventre. La résultante de ces forces a lieu sur la symphyse pubienne (voir page 38) et se répartit sur tout le bassin.

La séance chez l'ostéo

L'ostéopathe peut harmoniser ces lignes de force et optimiser la mobilité des structures pelviennes. Son but sera de donner le maximum de mobilité à l'organisme afin que la femme puisse disposer de son plus haut potentiel durant l'accouchement. Plus les muscles, les ligaments et l'ensemble des structures seront détendus, plus simple sera la descente du bébé, et plus court sera le rétablissement post-partum.
Astuce : n'hésitez pas à demander à votre ostéo de vous montrer certaines postures de mobilisation du bassin ou de relâchement avec le ballon de pilates.

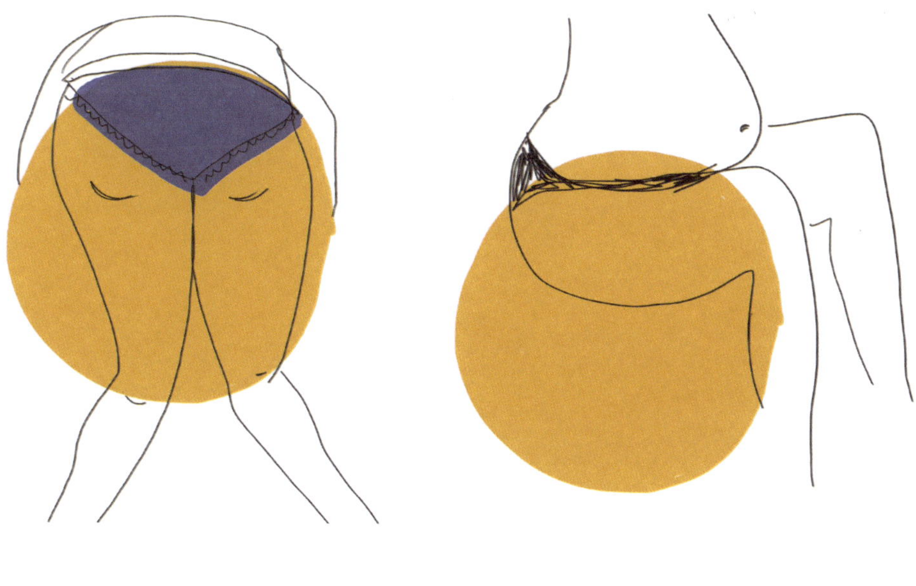

ZOOM sur

LE SIÈGE

La présentation en « siège », c'est-à-dire quand l'enfant naît avec les fesses en premier, représente 3 % à 5 % des accouchements en France. L'accouchement par le siège n'est ni une pathologie ni une indication de césarienne, simplement une présentation fœtale qui nécessite certaines attentions spécifiques.

Il faut que quelques conditions soient réunies pour pouvoir tenter l'accouchement par voie basse.

L'ostéopathie n'a pas la vertu magique de faire se retourner le bébé avec une incantation, mais elle favorise la mobilité des différentes structures de l'organisme, et elle permet ainsi au fœtus de mettre toutes les chances de son côté pour trouver sa place « tête en bas ». Selon la loi de Pajot, médecin et professeur d'obstétrique, le contenu s'adapte au contenant : on peut en conclure qu'en améliorant les conditions du contenant (l'utérus), le contenu (le bébé) pourrait changer de position.

Il existe trois types de « sièges ».

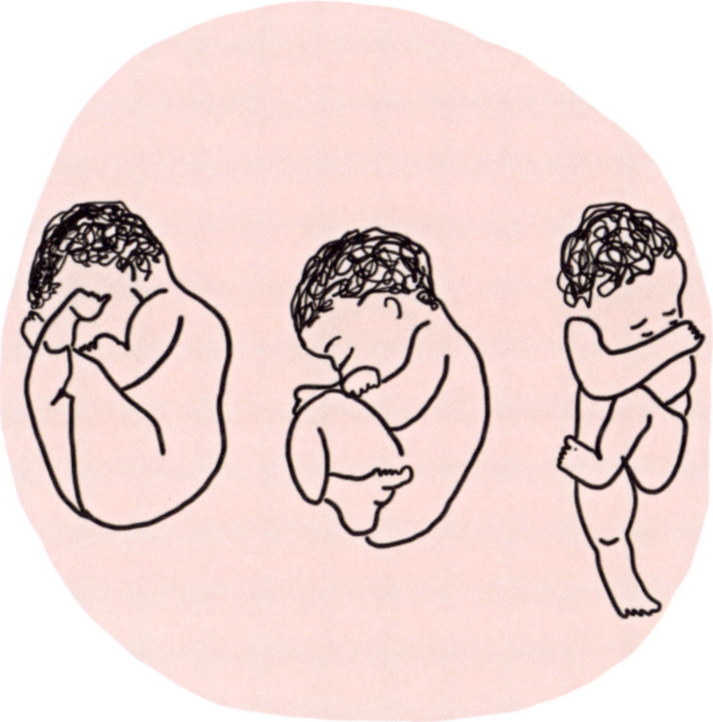

Décompleté : les fesses vers le bas avec les deux jambes relevées vers le visage.

Complet : le bébé est assis en tailleur sur la partie supérieure du bassin.

Mi-complet : une jambe est fléchie et l'autre est tendue.

DANS SA BULLE

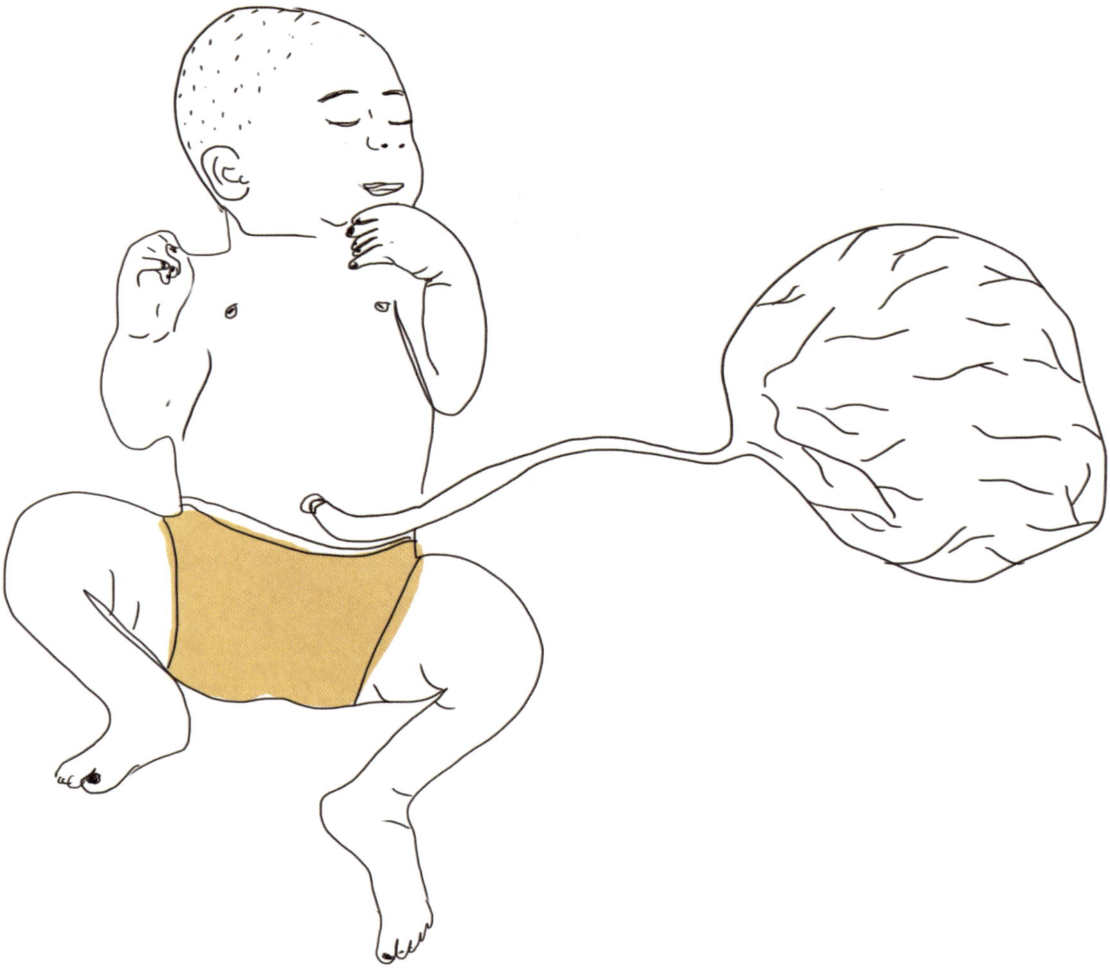

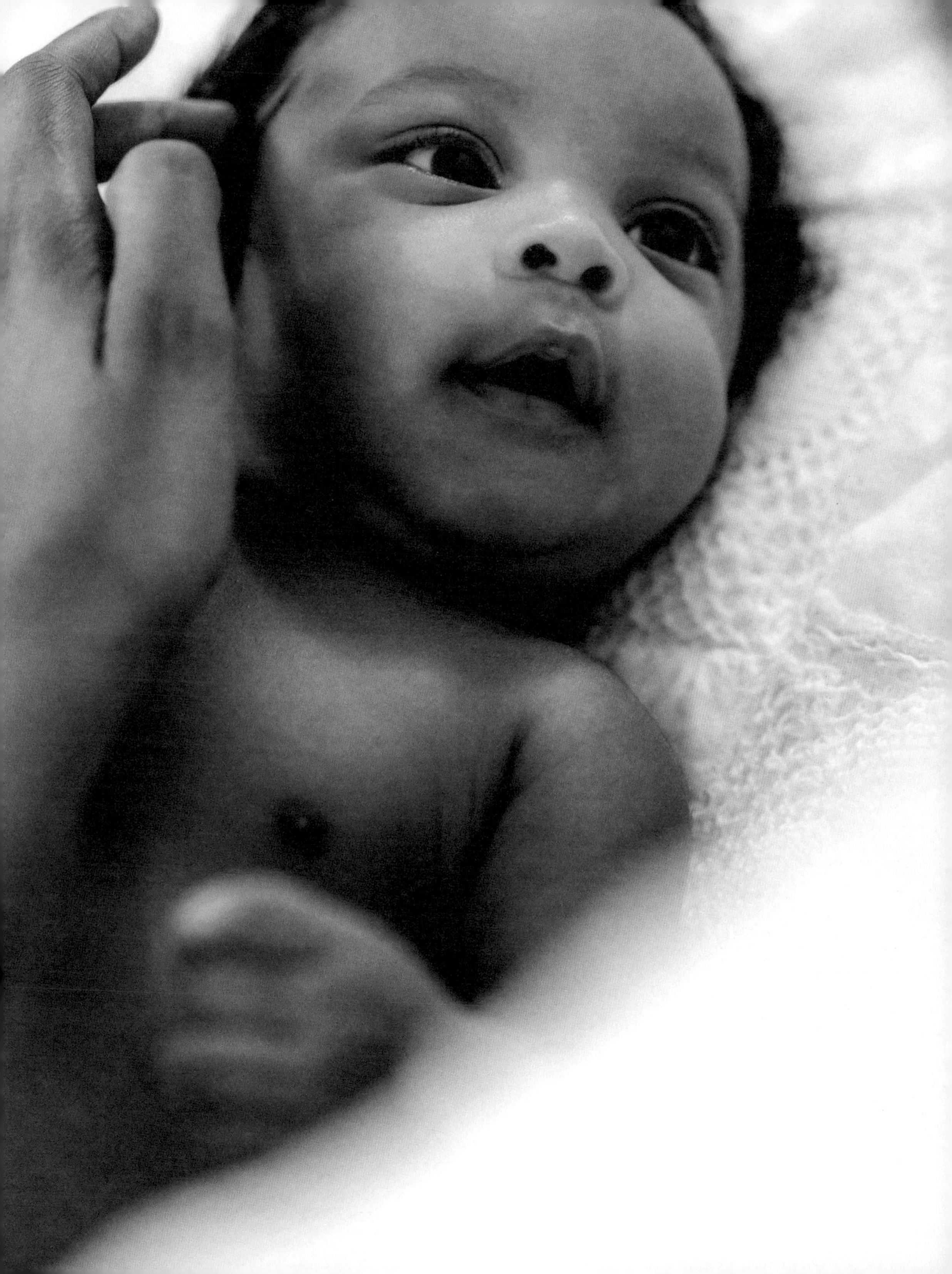

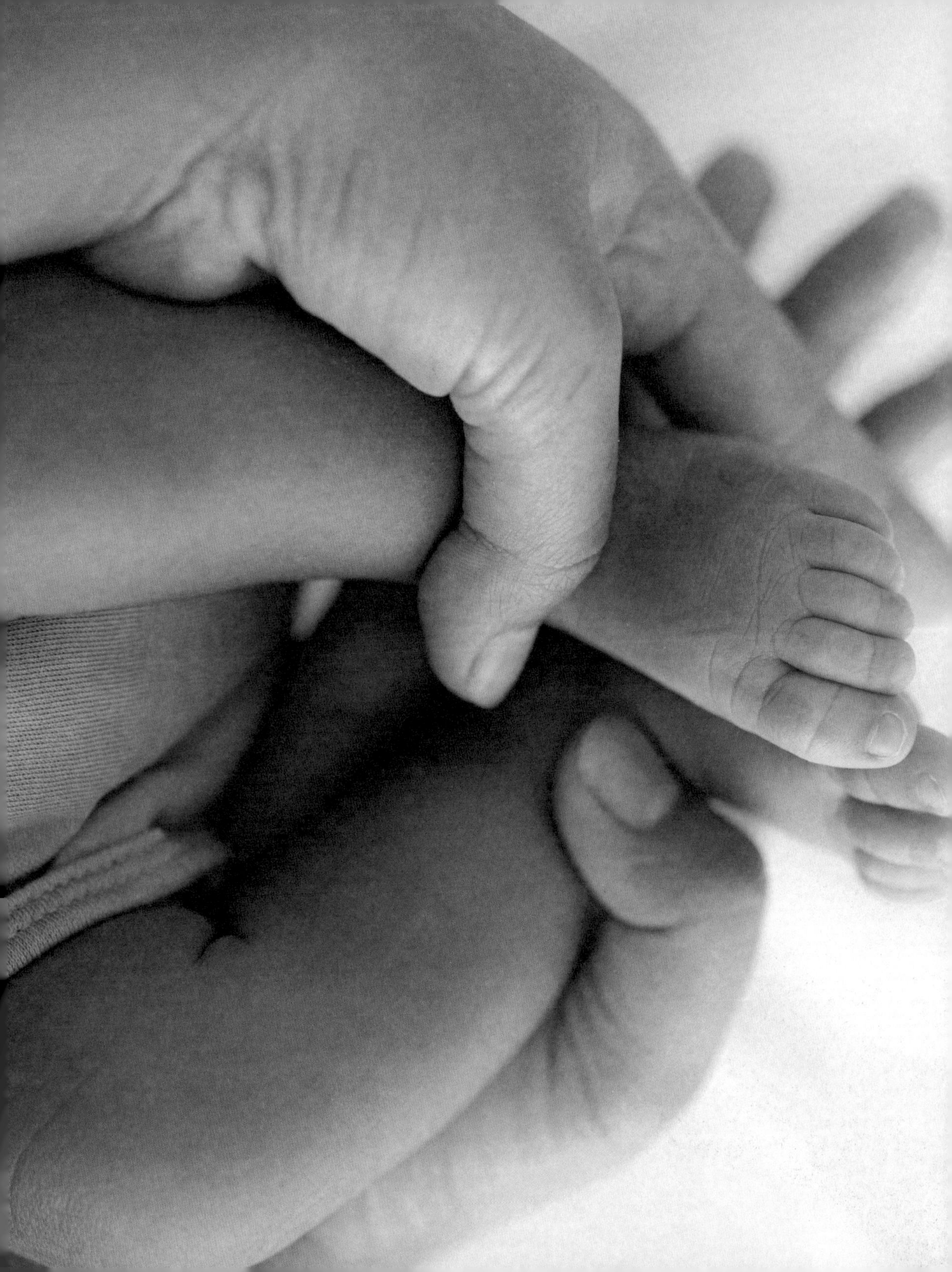

Partie 2

LES PREMIERS MOIS **DU POST-PARTUM**

Il semblerait qu'il existe une unanimité sur l'importance à accorder à la nouvelle maman dès les premières heures du post-partum. La femme a besoin de beaucoup d'énergie, de repos, de chaleur et de drainage pour retrouver son équilibre durant les semaines à venir. La période qui suit la naissance du bébé est considérée dans le monde entier comme un temps de grande vulnérabilité. À partir de ce moment, qui commence avec l'arrivée du nourrisson, l'ostéopathe peut accompagner la mère et soulager divers inconforts et douleurs liés au post-partum.

LE BILAN APRÈS L'ACCOUCHEMENT

L'accouchement est une véritable épreuve physique et psychologique pour la femme.
La maman, traversée par ce tsunami, peut trouver dans l'ostéopathie une aide pour atteindre un nouvel équilibre. Une séance pourra atténuer les douleurs afin qu'elle puisse profiter au mieux de l'arrivée de son enfant.

Un bilan après la cicatrisation

Six semaines, c'est le temps nécessaire à la cicatrisation d'une césarienne, d'une épisiotomie ou d'une déchirure. Après six semaines, l'utérus aura repris la taille d'avant la grossesse. Après six semaines, les muscles du plancher pelvien reprennent leur tonus, si ces derniers ne sont pas lésés. La cicatrisation peut présenter des remodelages jusqu'à un an après l'accouchement. Cela dit, le temps nécessaire à une femme pour retrouver un confort corporel après la grossesse et l'accouchement est propre à chacune : le bagage que nous portons, fait de chutes, d'accidents, d'agressions... peut diminuer les capacités d'adaptation et nécessiter une aide ostéopathique. Un bilan est donc conseillé à partir de six semaines après l'accouchement.

à SAVOIR

Souvent, l'attention de la maman et de l'entourage est dirigée vers le bébé et toute l'énergie est consacrée à cet être si fragile. Une consultation dans les jours qui suivent l'accouchement peut être très bénéfique, s'il n'y a pas de contre-indication d'ordre médical, évidemment.

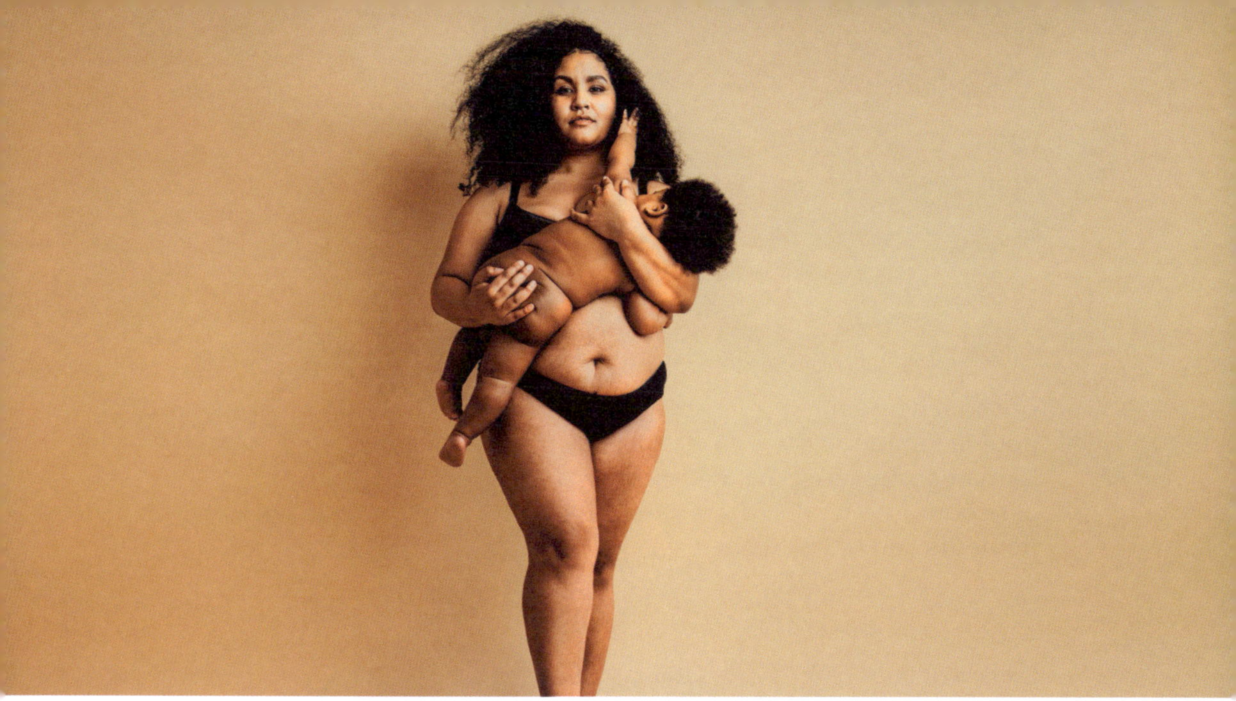

La séance chez l'ostéo

Les femmes qui ne ressentent aucune douleur dans les jours qui suivent l'accouchement sont rares, et nombreuses sont celles qui laissent traîner une douleur lombaire, au coccyx, au pubis ou aux dorsales car le bébé devient le centre de gravité.
Il faut savoir que les femmes en post-partum peuvent prendre rendez-vous chez l'ostéopathe et venir accompagnées du nouveau-né même si c'est un rendez-vous pour elles.

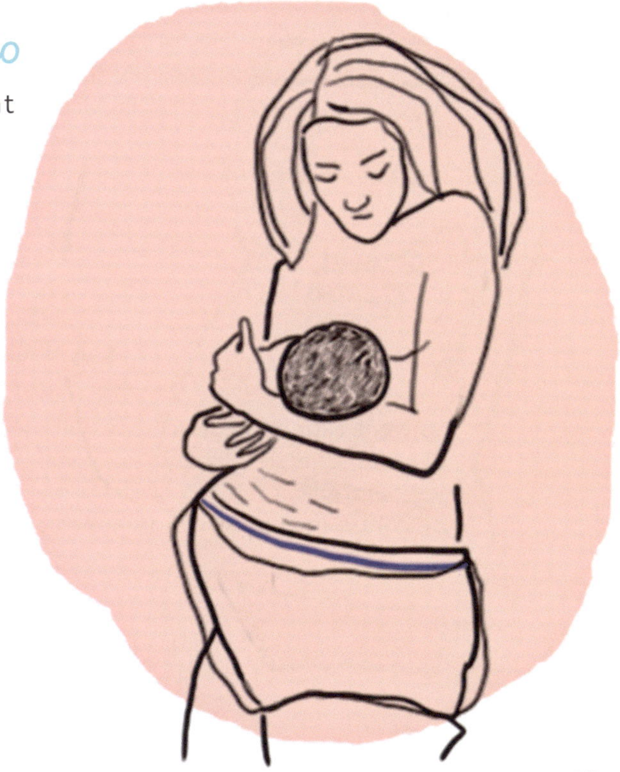

CARTOGRAPHIE D'UNE MÈRE EN POST-PARTUM

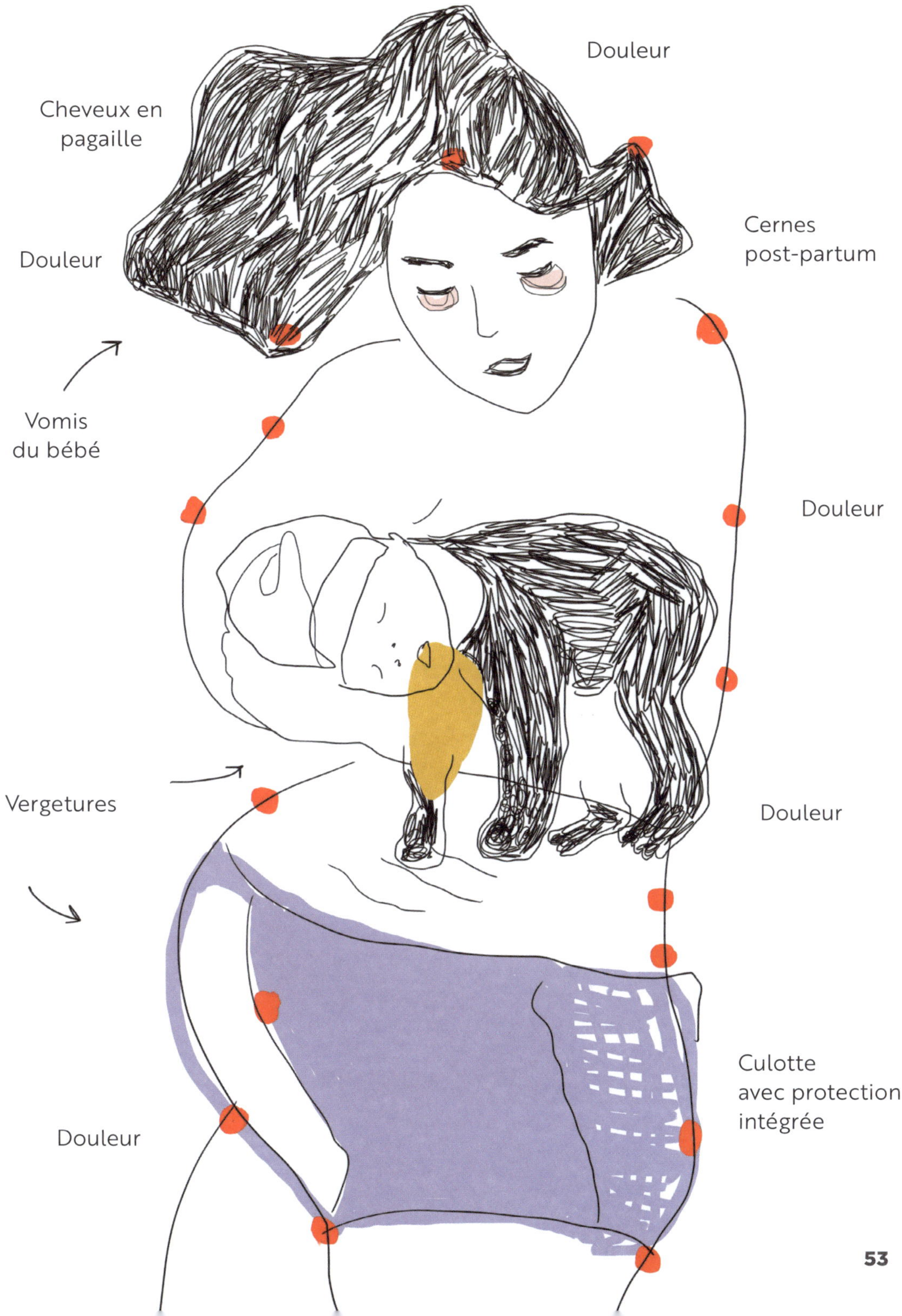
Douleur
Cheveux en
pagaille
Cernes
post-partum
Douleur
Vomis
du bébé
Douleur
Vergetures
Douleur
Culotte
avec protection
intégrée
Douleur

Indications

Mémo

Trimestre : généralement les deux premiers mois

Zone touchée : le ventre et le bassin

LA TECHNIQUE DU SERRAGE DU BASSIN

Pour soulager vos douleurs du bas-ventre et du dos, Bernadette de Gasquet a introduit en Europe la pratique traditionnelle du Moyen-Orient de serrage du bassin.

Les bienfaits du serrage

Les femmes qui ont accouché peuvent avoir la sensation d'avoir le ventre froid et ressentir des douleurs qui s'atténuent généralement avec le gainage doux du bassin. En effet, à la suite de l'accouchement, les ligaments du bassin sont étirés et encore imprégnés de l'hormone qui augmente leur élasticité, l'élastine. L'action du serrage avec le tissu permet de soutenir les organes, de rapprocher les os du bassin (les ischions), et d'aider le périnée à se refermer. Dans de nombreuses maternités, cette pratique est proposée directement après l'accouchement. C'est une technique qui n'est pas propre à l'ostéopathie mais qui peut très bien être réalisée par l'ostéopathe grâce à ses connaissances précises en anatomie.

La séance chez l'ostéo

Pendant la consultation, l'ostéopathe pourra harmoniser les structures du corps et proposera le serrage du bassin après avoir établi un équilibre des structures pelviennes. Il serait dommage de donner une information de serrage sur un bassin qui a reçu des forces asymétriques pendant l'accouchement et qui en a gardé la mémoire.

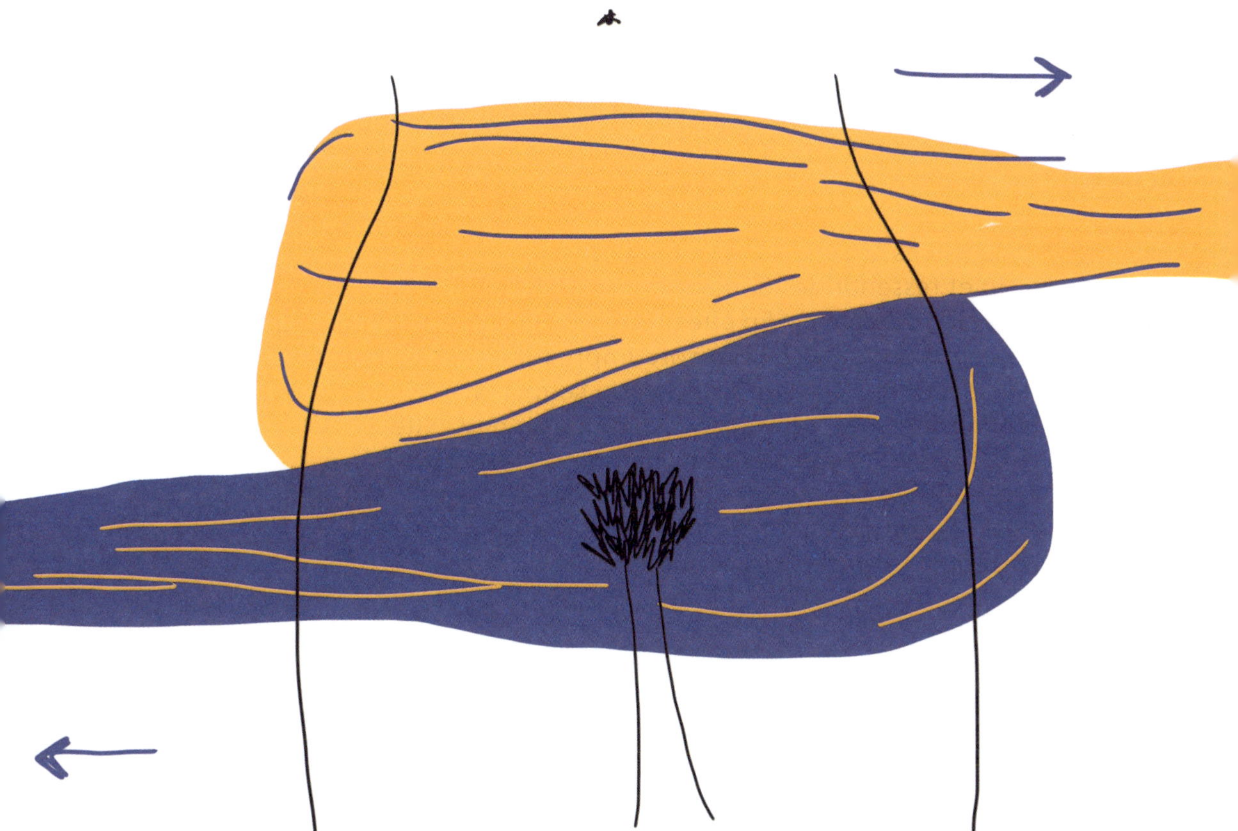

Indications

MÉMO

Trimestre : à partir du premier mois

Zone touchée : le bas du dos, l'attache du soutien-gorge, les cervicales

LA RACHIALGIE ET LA LOMBALGIE

Comme vous l'avez lu dans la partie sur les rachialgies et lombalgies des femmes enceintes, durant la grossesse, le ballon abdominal va déplacer le centre de gravité vers l'avant. Les changements hormonaux et circulatoires peuvent alors créer des douleurs dans le dos. Une fois le nourrisson mis au monde, le corps cherche donc un nouvel équilibre.

Quels sont les symptômes ?

Ce nouvel équilibre, après les efforts de l'accouchement, peut prendre du temps à s'établir et s'accompagner de douleurs au dos.
Les douleurs sont souvent présentes au niveau lombaire, dans le bas du dos, car c'est une partie qui s'est adaptée mécaniquement au passage du bébé dans le petit bassin.
La douleur au milieu du dos peut se faire sentir lors de la tétée, la maman passant beaucoup de temps avec la tête penchée en avant et s'adaptant petit à petit à cette nouvelle activité qui rythme ses journées.

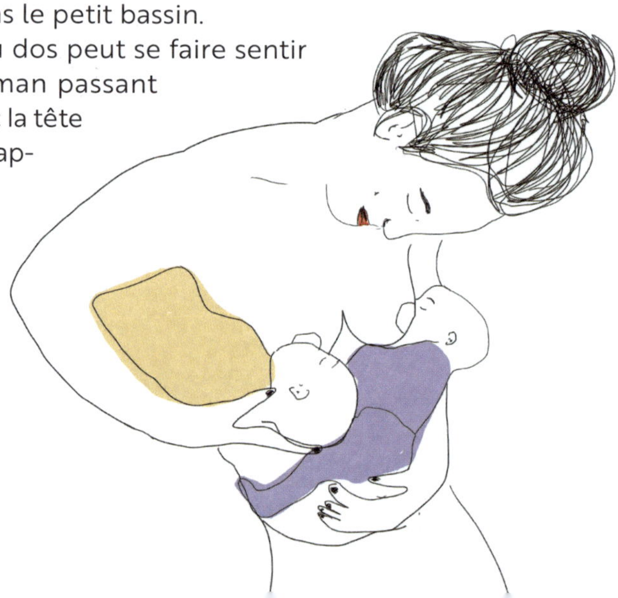

La séance chez l'ostéo

L'ostéopathe pourra aider à soulager les douleurs plus communes comme celles du bassin, des lombaires, celles dues au portage du bébé et à l'allaitement, mais il·elle pourra aussi avoir une action sur les hémorroïdes, les troubles de la vessie comme la pesanteur pelvienne, les cicatrices de césarienne, d'épisiotomie ou de déchirure.

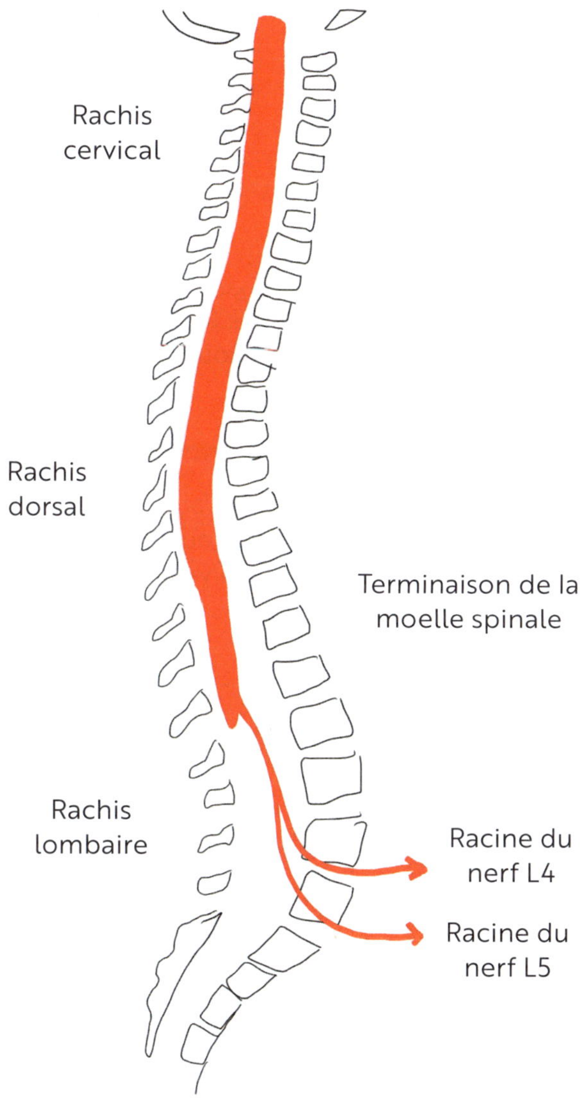

Indications

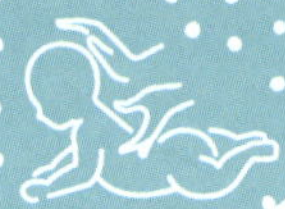

MÉMO

Trimestre : surtout les premiers mois

Zone touchée : le bas-ventre, la vulve, le périnée

LE PÉRINÉE

Il existe une sorte de légende que j'intitulerais « la légende de l'évacuation postnatale », c'est-à-dire la peur de ne jamais retrouver un transit confortable après une poussée si intense. Et c'est un périnée abîmé qui peut en être l'origine ! Beaucoup de questions pudiques concernant le périnée m'ont été adressées après l'accouchement, car des troubles du transit ainsi que des fuites urinaires sont assez fréquents.

La rééducation du périnée

Il est très positif que ce sujet se libère, et que Gérard Pichet prenne également des notes à propos de cela, car il n'y a pas si longtemps, c'était encore un sujet tabou qui amenait la génération de nos mamans à s'empêcher de rire en société de façon spontanée, pour ne pas risquer des fuites incontrôlées. Le périnée est comme un hamac qui soutient tous les organes digestifs ainsi que ceux du petit bassin. Il fonctionne en couple avec le diaphragme, qui provoque un effet de pompe. Le diaphragme s'abaisse à l'inspiration et le périnée doit être capable d'accueillir cette pression. Durant la grossesse, le périnée subit des pressions de la part du ballon abdominal (voir page 22) et, pendant l'accouchement, les muscles du périnée doivent laisser la place pour le passage du bébé. La femme peut donc avoir besoin d'une rééducation après son accouchement.

La séance chez l'ostéo

L'ostéopathe pourra atténuer les zones trop contractées du périnée, aider à une bonne cicatrisation après une déchirure, une épisiotomie ou une césarienne. Il·elle pourra aussi vous aider à vous réapproprier cette partie intime en expliquant la fonction et l'importance de cette zone.

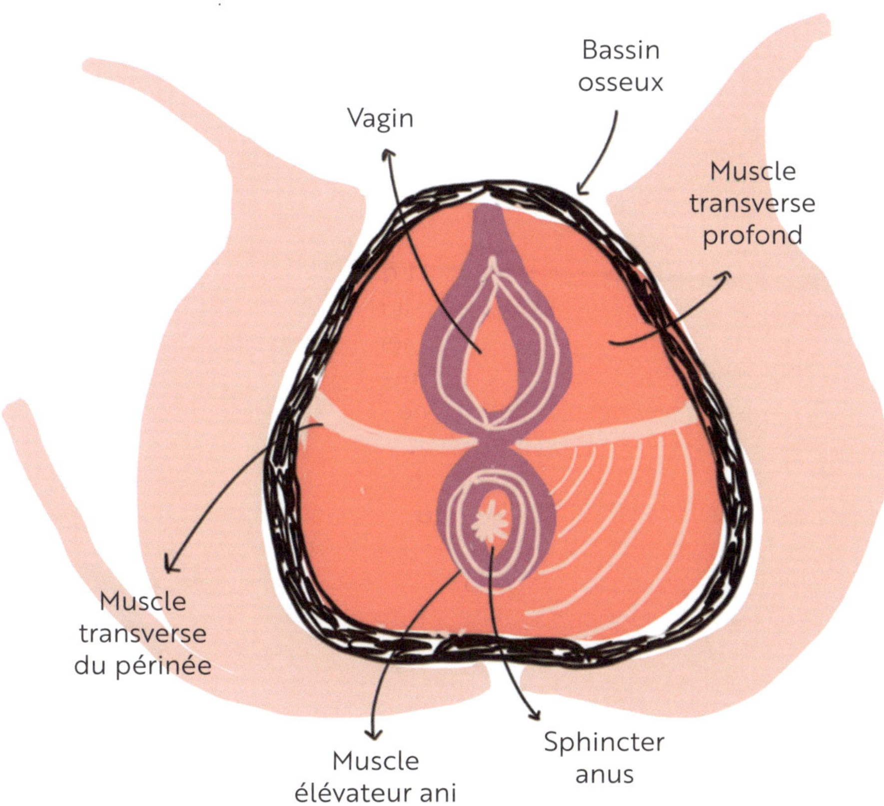

ZOOM sur

LE PLANCHER PELVIEN

Le plancher pelvien a une influence importante dans la posture : durant la marche, il stabilise l'articulation du bassin (la sacro-iliaque, voir page 37) et il contribue au soutien des vertèbres. Il est également fondamental dans la respiration et il contribue à une bonne circulation vasculaire et lymphatique. Après l'accouchement, il arrive que la femme se plaigne d'un « déficit du plancher pelvien ». Cela est dû à la distension de celui-ci, qui donne souvent la sensation aux femmes de ne pas se sentir stables dans leur bassin. Les techniques gynécologiques internes (voir page 22) peuvent le soigner. Voici une liste constituée d'indices qui peuvent vous amener à consulter un·e ostéopathe. Le traitement ostéopathique sera souvent en complément d'un traitement gynécologique et d'un traitement en physiothérapie.

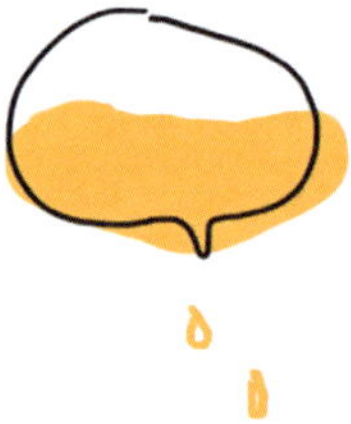

Troubles urinaires (fuites urinaires à l'effort, besoin d'uriner en « urgence », sensation de ne pas « vider » la vessie, fuites)

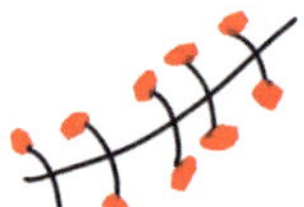

Douleurs provoquées par les cicatrices, les hématomes et les congestions (accumulation de liquide, sang et lymphe) dans le pelvis

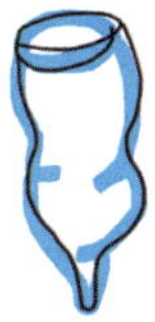

Troubles intestinaux (fuites fécales, fuites de gaz, sensation de vidange incomplète)

Le syndrome du releveur dit « du *levator ani* », consiste en des douleurs qui se manifestent dans l'anus et parfois irradient vers le vagin. Ces douleurs s'aggravent le plus souvent en position assise et elles peuvent donner l'impression d'avoir un corps étranger persistant dans l'anus

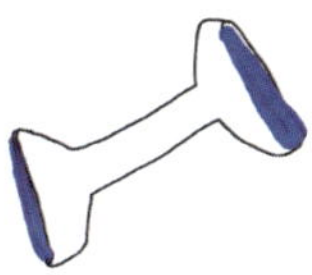

Sensation de pesanteur pelvienne (descente d'organes)

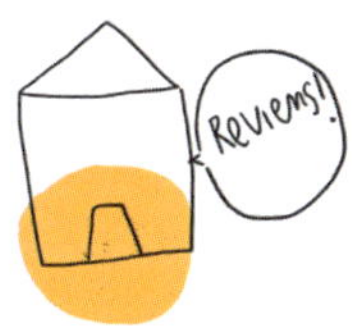

Descente d'organes

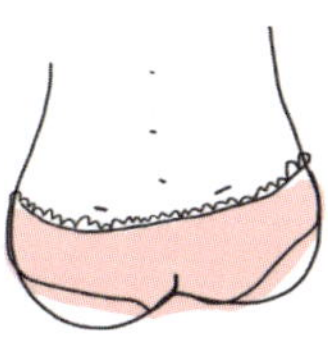

Douleurs en bas du dos

Troubles au moment des rapports sexuels (dyspareunie : douleurs, changements dans les sensations et fuites urinaires lors des rapports)

Douleurs vaginales

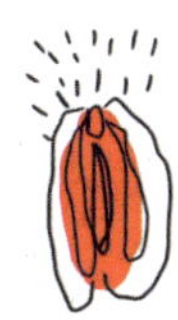

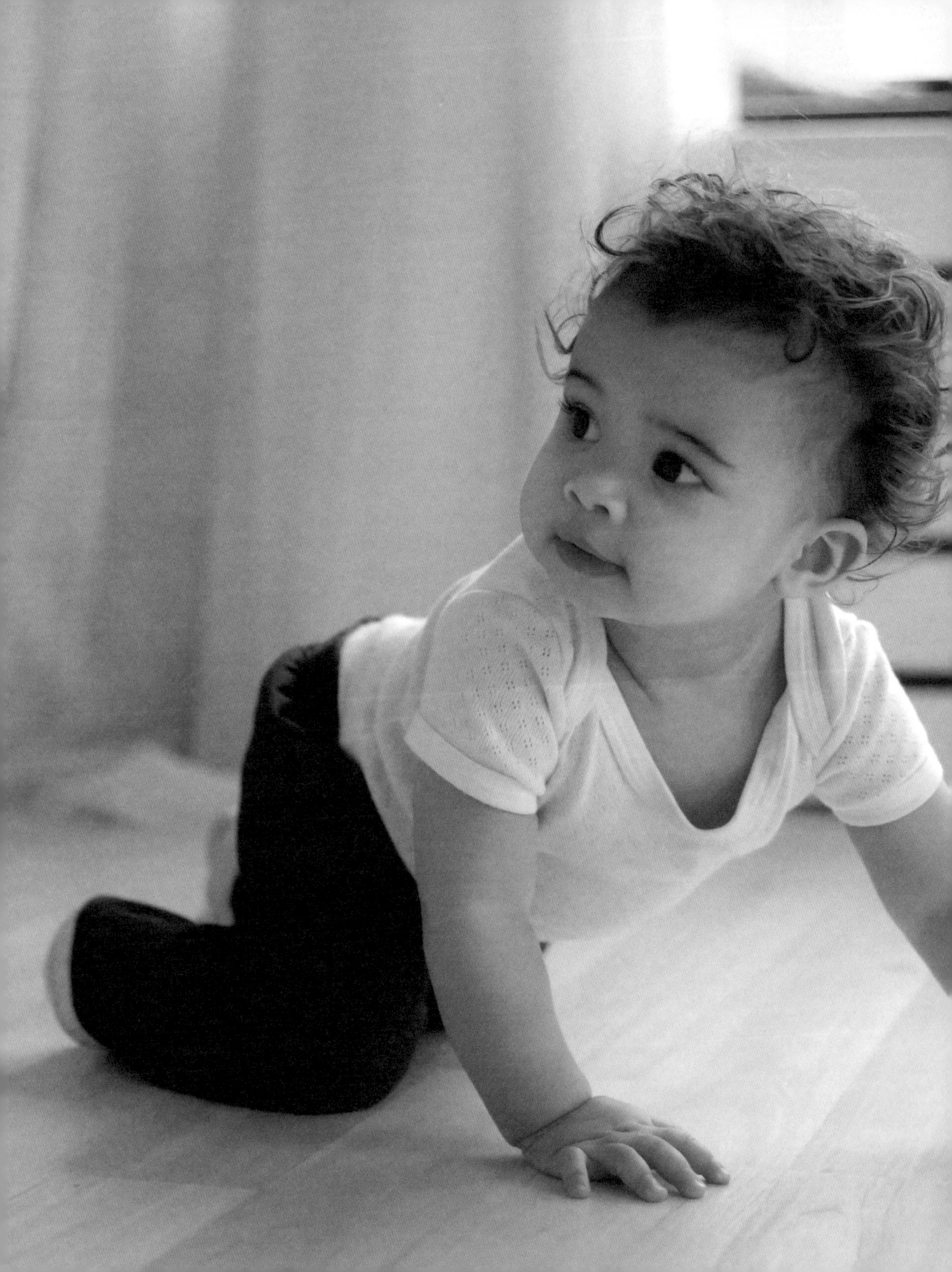

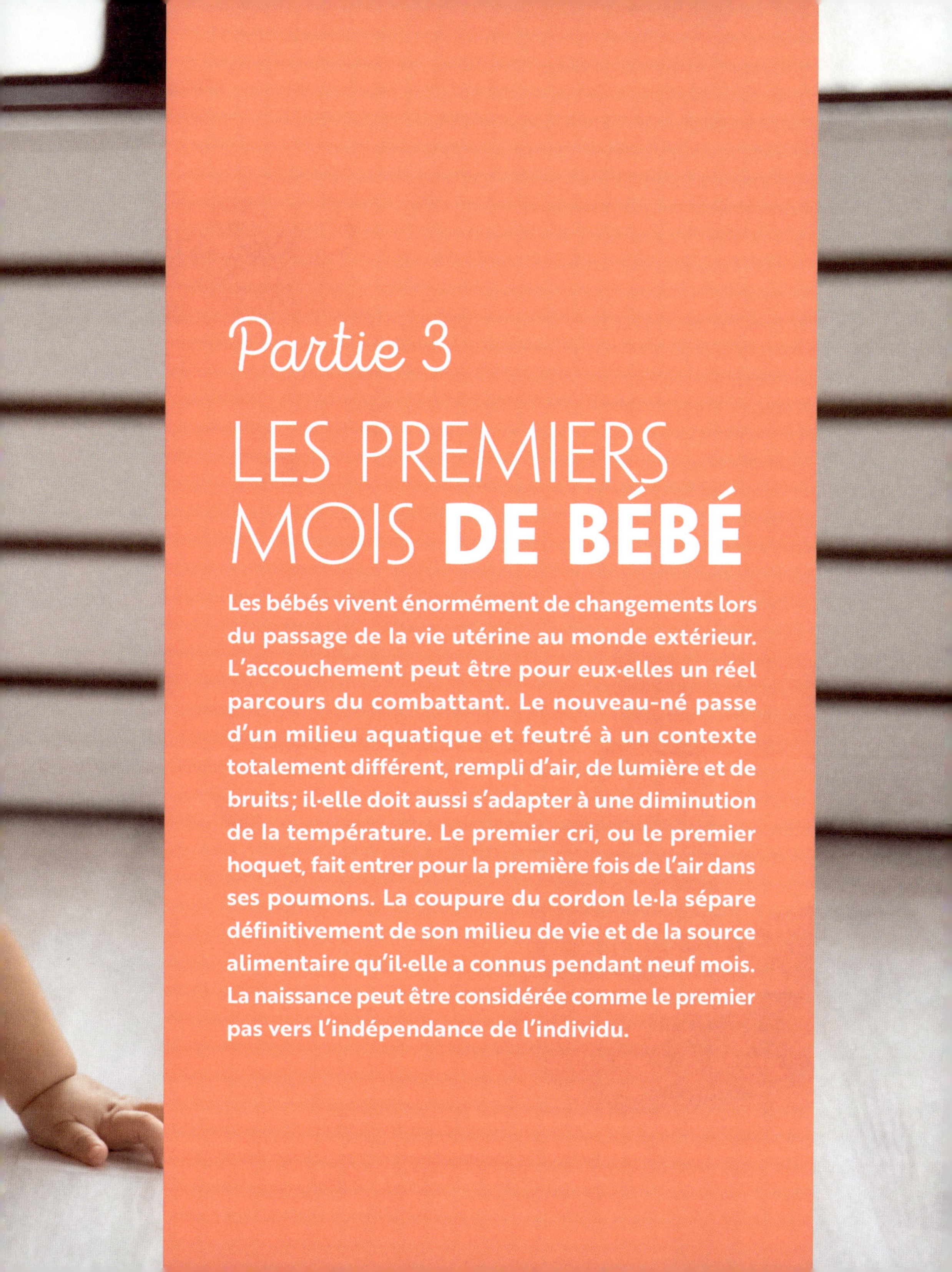

Partie 3

LES PREMIERS MOIS **DE BÉBÉ**

Les bébés vivent énormément de changements lors du passage de la vie utérine au monde extérieur. L'accouchement peut être pour eux·elles un réel parcours du combattant. Le nouveau-né passe d'un milieu aquatique et feutré à un contexte totalement différent, rempli d'air, de lumière et de bruits ; il·elle doit aussi s'adapter à une diminution de la température. Le premier cri, ou le premier hoquet, fait entrer pour la première fois de l'air dans ses poumons. La coupure du cordon le·la sépare définitivement de son milieu de vie et de la source alimentaire qu'il·elle a connus pendant neuf mois. La naissance peut être considérée comme le premier pas vers l'indépendance de l'individu.

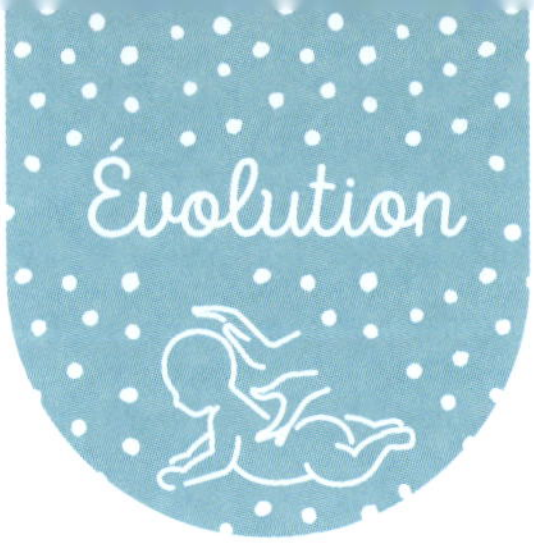
Évolution

LA DOULEUR ET L'INCONFORT DE BÉBÉ

Durant ces trente dernières années, les connaissances concernant la douleur des bébés ont beaucoup évolué : les études démontrent que le ressenti de la douleur est présent depuis le plus jeune âge. Qu'en est-il pour votre bébé?

Les bébés démunis face à la douleur

La douleur se définit par « une expérience sensorielle et émotionnelle désagréable associée à une lésion tissulaire réelle ou potentielle ou décrite en termes de tels dommages* ». Jusqu'en 1938, certains médecins pensaient que l'anesthésie n'était pas nécessaire pendant les interventions chirurgicales. On croyait que les bébés ne souffraient pas à cause de leur immaturité. En 1985, 23 % des bébés étaient encore opérés sans anesthésie**.

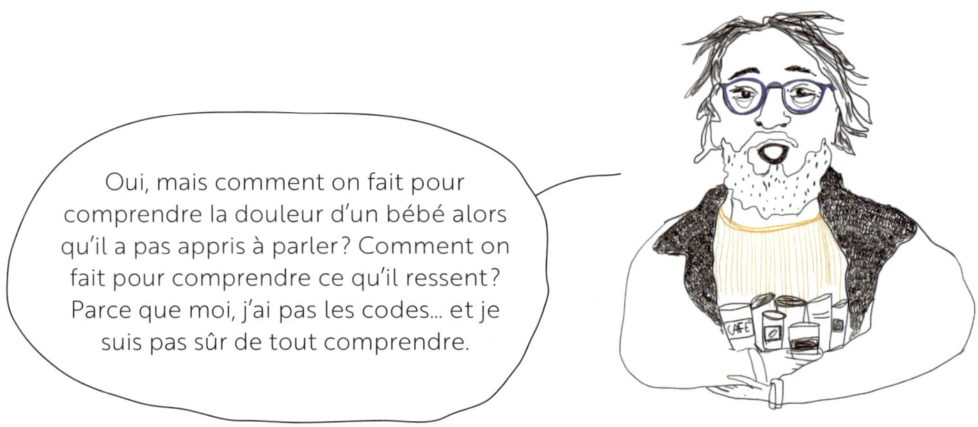
Oui, mais comment on fait pour comprendre la douleur d'un bébé alors qu'il a pas appris à parler? Comment on fait pour comprendre ce qu'il ressent? Parce que moi, j'ai pas les codes… et je suis pas sûr de tout comprendre.
CAFÉ

* International Association for the Study of Pain, 2012.
** Anand, Jan, 1987.

Comment évaluer leur douleur ?

Il·elle·s sont dépourvu·e·s d'expérience, et ne peuvent par conséquent ni comprendre ni contextualiser, ce qui les empêche de pouvoir gérer la douleur. On peut donc dire qu'il·elle·s sont « envahis » par la douleur et tout à fait démunis face à cette sensation. Les limites de leur corps sont indéfinies dans leur perception ; pour eux, la douleur « est partout ». En France, les trois échelles les plus utilisées dans les services de néonatalogie pour évaluer la douleur du nouveau-né sont :

- l'échelle d'évaluation de la douleur aiguë du nouveau-né (DAN);
- l'échelle de douleur et d'inconfort du nouveau-né (EDIN) pour évaluer une douleur prolongée;
- l'échelle Amiel-Tison pour les douleurs postopératoires.

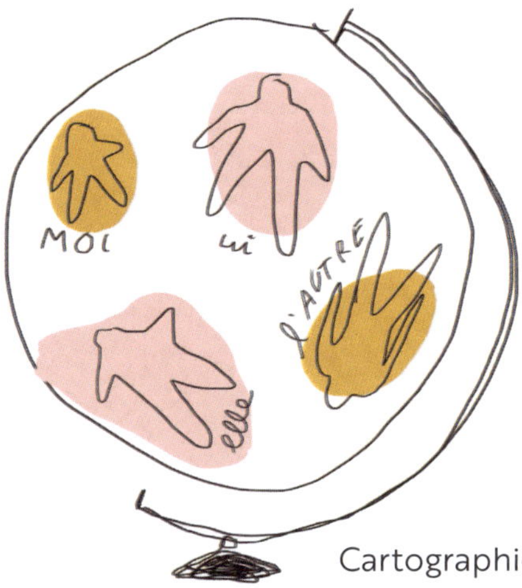

Cartographie de la douleur pour l'adulte

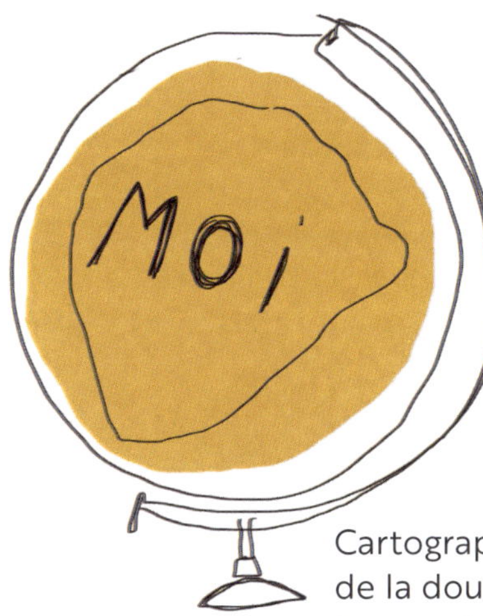

Cartographie de la douleur pour le nourrisson

Évolution

SACHEZ DÉTECTER LA DOULEUR DE BÉBÉ

En 1987, le Dr K.J.S Anand, anesthésiste et réanimateur pédiatrique, démontre que l'ensemble des téguments (peau et muqueuses) est couvert de récepteurs sensitifs.
Le système nerveux du nouveau-né est capable d'intégrer des messages nociceptifs (douloureux). Voici quelques conseils pour repérer les signaux de douleur d'un bébé.

Pleurer n'est pas forcément signe de douleur

Ne mettons pas tous les pleurs d'un bébé dans le même panier. Les larmes sont une forme de communication. Il y a les larmes de la faim, qui se calment généralement une fois que le bébé a mangé, et les larmes inconsolables qui peuvent être un signe de douleur.
Les pleurs qui surviennent entre 18 heures et 22 heures sont généralement liés à la mise en place du cycle d'endormissement chez le nourrisson, et doivent être respectés.

Liste des signaux qui peuvent vous alerter :

Le corps est très tendu, généralement en extension.
Il fait penser à une banane.

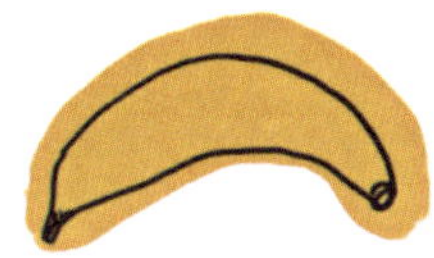

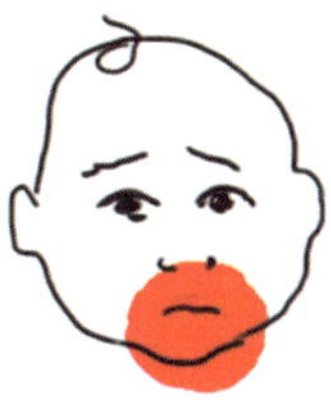

Le visage du bébé est grimaçant, le menton peut trembler. De petits spasmes et tremblements peuvent être présents chez le nourrisson sans que cela soit inquiétant, c'est le système moteur qui se met en place.

Le bébé est inconsolable, inattentif aux stimulations.

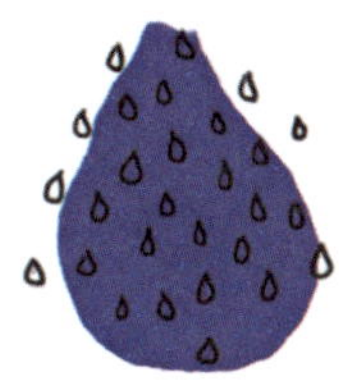

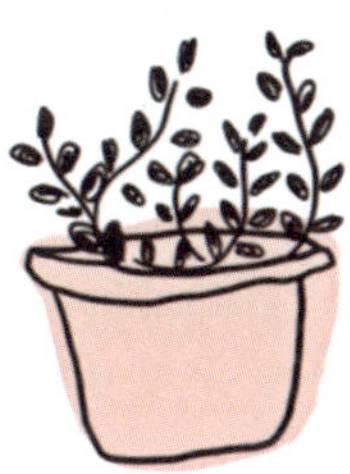

Un calme anormal, associé à une hypotonie neurovégétative : c'est-à-dire que le corps du bébé est « mou ». Cela peut être dû à différentes maladies ; sa prise en charge est réservée au pédiatre. Le fait qu'un bébé soit « trop calme » n'est pas forcément bon signe.

Augmentation du rythme cardiaque, de la fréquence respiratoire et de la tension artérielle.

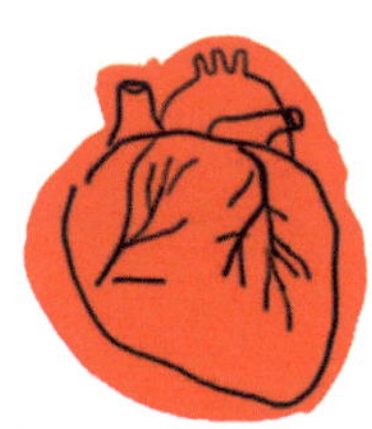

Évolution

QU'EST-CE QUI PROVOQUE LA DOULEUR ?

Les principales causes de douleur

La douleur est un signe subjectif qui peut être parfois difficile à reconnaître. Le ressenti et l'interprétation de la douleur changent en fonction du contexte historique et culturel. Voici quelques conseils pour repérer les signaux de douleur d'un bébé.

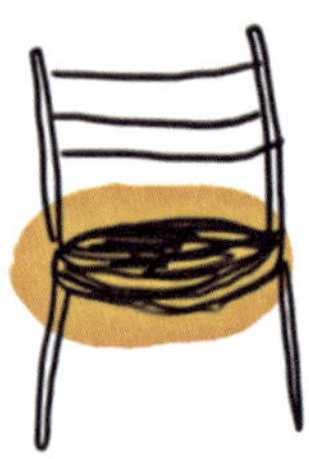

Les bébés nés par le siège peuvent ressentir des douleurs à cause des contraintes mécaniques subies dans le ventre maternel.

Les accouchements très longs, avec probable stagnation de la dilatation, où l'enfant subit les contractions sans progresser dans la filière maternelle, ou ceux trop rapides, peuvent causer des douleurs au bébé. La naissance est un moment où les os du crâne subissent un modelage. Si l'accouchement est très long, les os du crâne peuvent rester en contact avec des os du bassin maternel et subir des pressions très importantes.

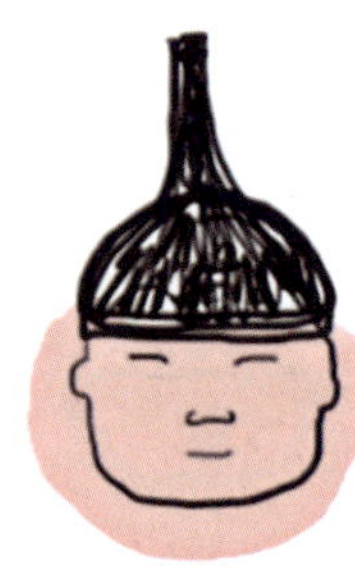

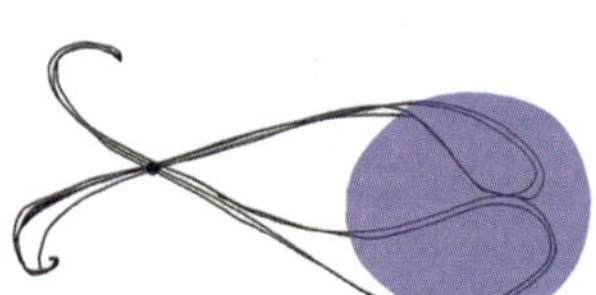

Après extraction instrumentale délicate.

ZOOM sur

L'ACCOUCHEMENT AVEC FORCEPS

Au XVIIe siècle, Peter Chamberlain invente le forceps. L'usage de cet instrument a été pendant longtemps réservé aux hommes.

Il existe trois instruments utilisables pour aider la maman pendant l'accouchement : la ventouse, le forceps et les spatules. Le forceps et les spatules sont généralement employés pour écourter les efforts de poussée dans certains accouchements.

La ventouse se positionne sur le sommet du crâne du bébé ; elle fonctionne grâce à la force créée par le vide. Le forceps se positionne de part et d'autre du visage du bébé et agit comme « des cuillères ». L'utilisation de ces instruments est très fréquente, mais elle s'accompagne parfois de certaines complications.

Si le bébé présente de légers hématomes ou une diminution de la mobilité, l'ostéopathe peut intervenir pour équilibrer la mobilité. En revanche, le céphalhématome, l'hémorragie sous-conjonctivale ainsi que la fracture du crâne sont prises en charge par le·la pédiatre.

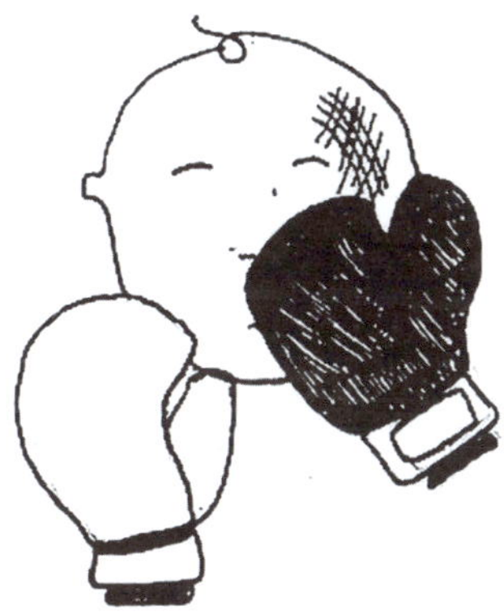

ZOOM sur

QUE VOIT LE BÉBÉ À SA NAISSANCE ?

Même si le bébé a en lui tout ce qu'il faut pour son développement, les connexions cérébrales ont besoin de temps pour se construire. Le développement de la vision chez l'enfant est en lien direct avec ses acquisitions motrices. Il y a aussi une relation entre les fonctions de la bouche (succion, mastication) et de la face (expressions) et la croissance de l'orbite, où siège l'œil.

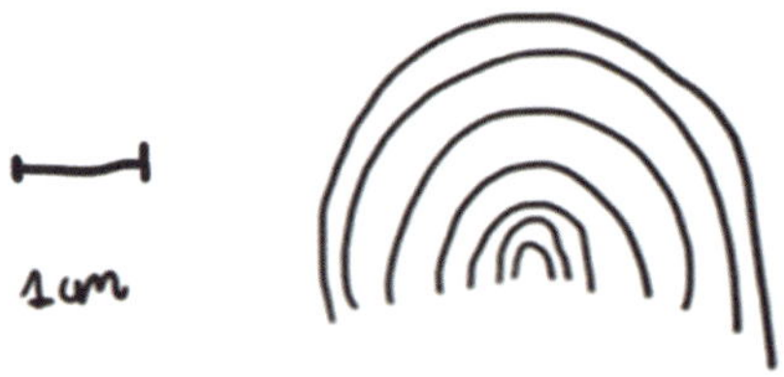

1 - À la naissance, il·elle arrive à distinguer une barre de 1 cm et peut suivre un objet sur un arc de 90 degrés ; la distance d'accommodation est de 18 à 20 cm, ce qui s'avère être la distance parfaite entre les bras d'un parent et le bébé lorsqu'il·elle est porté·e. En revanche, son acuité visuelle est de 1 sur 20.

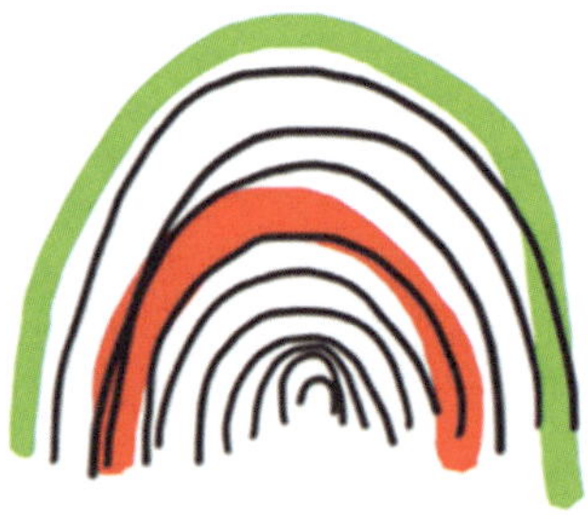

2 - Jusqu'à trois mois, le bébé voit principalement en noir et blanc. C'est lors de la cinquième ou sixième semaine qu'il commence à discerner les couleurs rouge et verte.

3 - Lors de son quatrième mois, il acquerra la capacité de maintenir ses yeux sur un point fixe tout en tournant la tête. Ce processus s'appelle l'oculocéphalogyre et débute durant le premier mois de vie. Le bébé a besoin de solliciter les muscles de la base de sa nuque et de sa ceinture scapulaire (les épaules). C'est pour cette raison que les cocons, les maxi cosys, tous les berceaux et autres reposoirs qui figent les bébés sont déconseillés. Surtout à partir de trois mois, car ils empêchent la motricité libre et l'évolution du bon développement de la coordination de la tête et des yeux, ce qui va influencer la coordination de son corps entier.

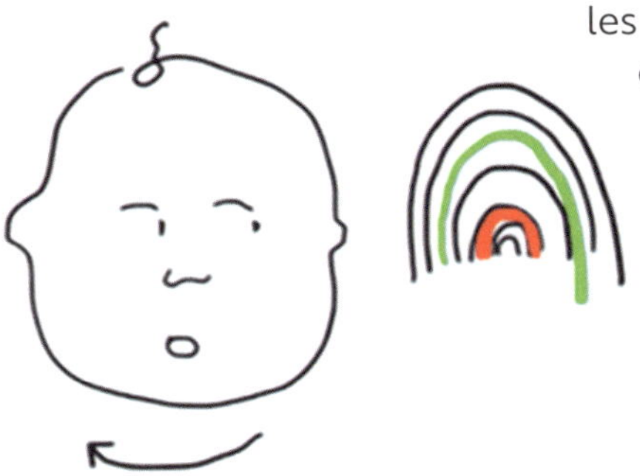

4 - Lorsque le bébé a quatre mois, il·elle perçoit la vie enrichie de toutes les couleurs. C'est le moment où il·elle découvre comment faire basculer son corps sur le côté. Une nouvelle vie commence : son système vestibulaire, qui gère l'équilibre, se met en place.

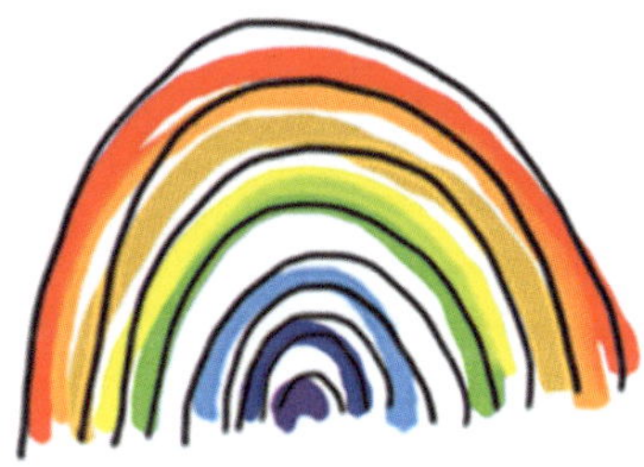

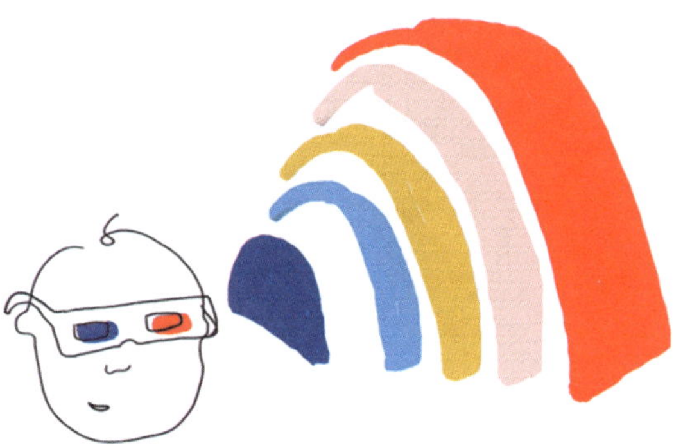

5 - Lors du neuvième mois, le bébé acquiert le sens de la profondeur de la vision et c'est à ce moment-là qu'il·elle commence à se déplacer dans l'espace.

Évolution

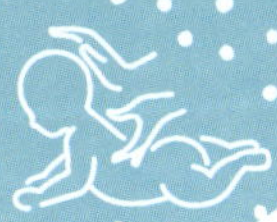

LE DÉVELOPPEMENT DE BÉBÉ : LES ÉTAPES, PAS À PAS

L'enfant n'est pas un tableau Excel ; l'apprentissage des différentes étapes est le fruit de multiples facteurs. Il serait réducteur de corréler un âge avec l'apprentissage d'une action. Il existe aujourd'hui des tableaux récapitulatifs pour les parents, mais c'est uniquement pour donner un canevas des différentes étapes et non pas pour fixer un programme d'entraînement.

La motricité en ostéopathie

À la naissance, il existe une myriade de réseaux neuronaux qui vont évoluer, mûrir et se moduler grâce à différents facteurs. En ostéopathie, on pourra traiter les dysfonctions liées aux chutes et autres accidents et l'on pourra équilibrer les forces montantes et les forces descendantes liées au passage de la position assise à la bipédie. L'ostéopathe s'intéresse au développement moteur de l'enfant en allant chercher ce qu'il s'est passé avant la naissance. En effet, le développement moteur a pu rencontrer des obstacles avant l'accouchement : les viscères maternels ou la présence d'un·e jumeau·elle constituent parfois des contraintes à la maturation des mouvements du fœtus.

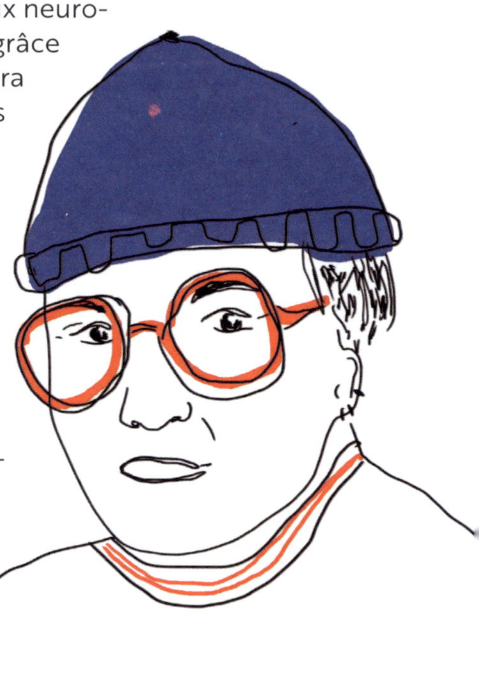

À la naissance, le tonus des muscles fléchisseurs est plus important que celui des extenseurs. Pour cette raison, le bébé est confortablement installé dans une position très fléchie juste après la naissance. La coordination des muscles agonistes (fléchisseurs) et antagonistes (extenseurs) est nécessaire pour accomplir des actions de plus en plus complexes. Entre deux et quatre semaines, le bébé commence à mettre en place le contrôle du cou en tournant la tête du côté du stimulus visuel. À deux mois, il·elle peut contrôler sa tête quinze secondes s'il·elle est maintenu·e en position assise et, à partir de cinq mois, il·elle peut passer de la position sur le dos à celle sur le ventre.

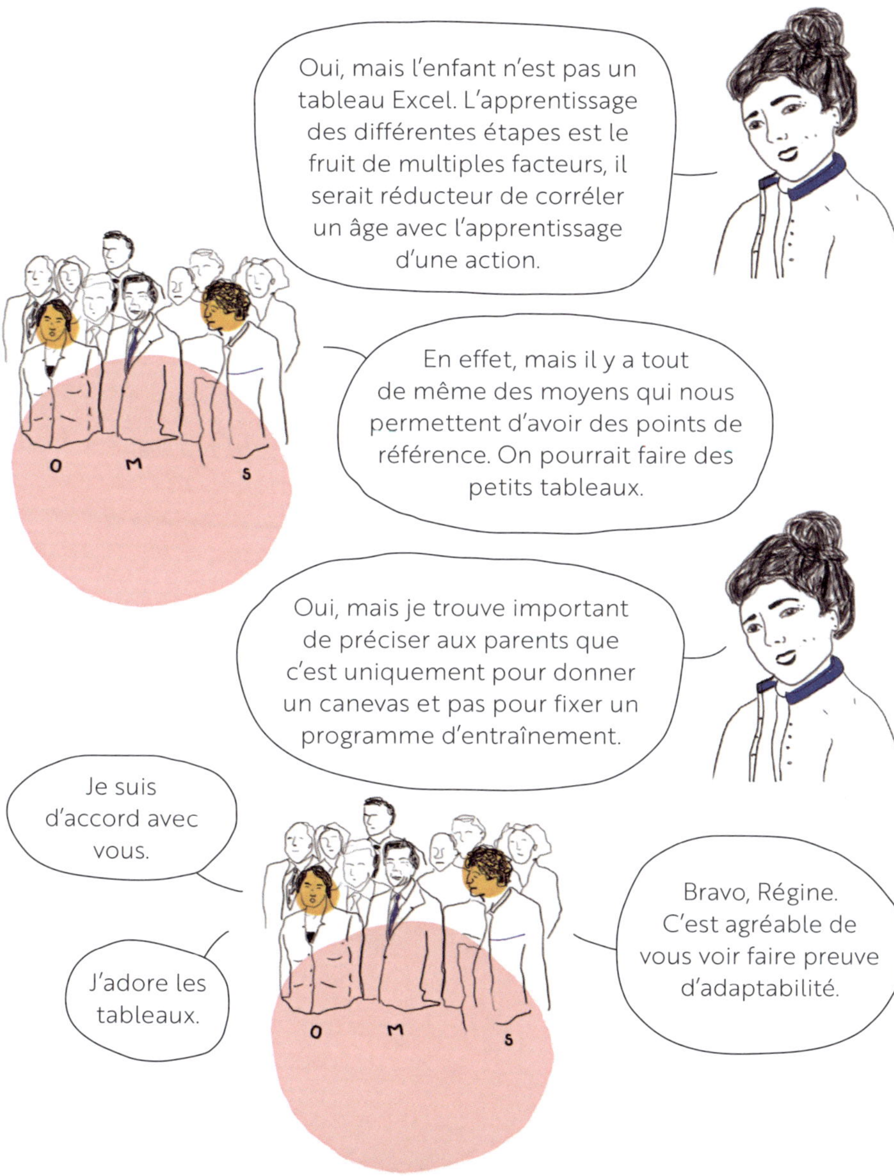
Oui, mais l'enfant n'est pas un tableau Excel. L'apprentissage des différentes étapes est le fruit de multiples facteurs, il serait réducteur de corréler un âge avec l'apprentissage d'une action.
O M S
En effet, mais il y a tout de même des moyens qui nous permettent d'avoir des points de référence. On pourrait faire des petits tableaux.
Oui, mais je trouve important de préciser aux parents que c'est uniquement pour donner un canevas et pas pour fixer un programme d'entraînement.
Je suis d'accord avec vous.
J'adore les tableaux.
O M S
Bravo, Régine. C'est agréable de vous voir faire preuve d'adaptabilité.

Évolution

Âge	Acquisitions motrices
1 mois	En position assise, soulève la tête de temps en temps
6 semaines	Sur le ventre, peut soulever la tête
2 mois	En position assise, tient la tête droite un court moment et commence à se tourner du côté sur le dos
3 mois	Sur le ventre, peut se soutenir avec les avant-bras. Maintient la tête droite en position assise
4 mois	Sur le dos, soulève la tête et les épaules (4-6 mois)
5 mois	Tient assis avec soutien

Activité manuelle	Langage	Relations
Serre le doigt avec sa main	Fais de petits bruits	Fixe son regard sur une cible à 20 cm
Sur le dos, commence à ouvrir les mains		Suit un objet du regard sur 90°
Tient un petit objet durant un court instant	Commence les vocalises	Commence à faire de « vrais sourires » et suit un objet de 90° à 180°
Joue avec ses mains en les portant à la bouche. Tire sur ses draps. Tient un objet volontairement	Commence à rire, à faire des bruits joyeux et à jaser (vocalise prolongée)	Sourit en réponse à quelqu'un. Tend la main vers une personne familière
Recouvre son visage avec son drap et secoue de petits objets	Vocalise quand on lui parle. Tourne la tête vers qui l'appelle	Rit aux éclats
Ramasse les petits objets à portée de main	Pousse des cris de joie	Sourit au miroir

Évolution

Âge	**Acquisitions motrices**
6 mois	Tient assis un long moment avec soutien. Peut se retourner du dos sur le ventre
7 mois	Tient assis sans soutien un court moment
8 mois	Se soulève jusqu'à la position assise
9 mois	S'assied seul·e et cherche à se soulever en s'agrippant aux meubles
10 mois	Se met debout seul·e
12 mois	Marche seul·e (entre 12 et 15 mois)

Activité manuelle	Langage	Relations
Prend ses pieds dans ses mains	Répète plusieurs fois le même son	Fixe son regard sur une cible à 20 cm
Porte ses pieds à sa bouche	Vocalise plusieurs syllabes	Suit un objet du regard sur 90°
Joue à jeter ses jouets		Commence à faire de « vrais sourires » et suit un objet de 90° à 180°
Prend un objet entre le pouce et un doigt	Dit un mot de deux syllabes	Sourit en réponse à quelqu'un. Tend la main vers une personne familière
	Répète un son entendu	Rit aux éclats
Lance les jouets et les objets	Pousse des cris de joie	Sourit au miroir

Évolution

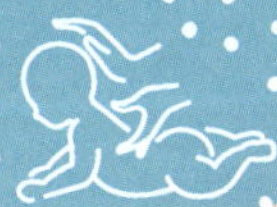

Âge	Acquisitions motrices
15 mois	Marche seul·e et monte l'escalier à quatre pattes
18 mois	Monte les escaliers si on lui tient la main et pousse du pied un ballon
21 mois	Descend l'escalier si on lui tient la main
2 ans	Monte et descend seul·e l'escalier, et court
2 ans et demi	Saute à pieds joints et peut jeter une balle en l'air
3 ans	Fait du tricycle

Activité manuelle	Langage	Relations
	Dit cinq mots	Montre du doigt ce qu'il·elle désire
Tourne les pages d'un livre. Peut manger seul·e	Connaît au moins six mots et en associe deux	Imite les tâches courantes
	Demande à boire et à manger	Joue avec d'autres enfants
Enlève sa chaussure	Fait de courtes phrases de deux ou trois mots. Se nomme par son prénom	Aide à ranger ses objets
Peut déboutonner quelques boutons et tient un crayon dans la main	Utilise le pronom « je ».	Est propre la nuit
S'essuie les mains. Peut s'habiller	Peut raconter une petite histoire	Prête ses jouets

Évolution

LA MARCHE

La marche pas à pas

L'apprentissage de la marche, entre dix et douze mois, se fait par paliers. Il est plus important de se rendre compte de la richesse des étapes qui précèdent la marche que de faire des comparaisons avec l'enfant voisin, qui a déjà appris à marcher à dix, onze ou douze mois. Sauf pathologie subjacente, l'enfant va apprendre à marcher, on peut se rassurer là-dessus. L'ostéopathe pourra observer la qualité des différents passages qui précèdent la marche, et améliorer la mobilité de l'apprenti·e bipède, afin que l'enfant puisse gambader de façon harmonieuse et sans douleur.

à SAVOIR

Emmi Pikler, pédiatre hongroise fondatrice de la Motricité libre, disait : « Il n'est pas nécessaire d'apprendre à un bébé à marcher. » Vous aurez deviné que, dans la plupart des cas, ni l'ostéopathe ni les parents ne vont apprendre aux bébés à marcher. Cette action si complexe est le fruit naturel de la succession de multiples étapes.

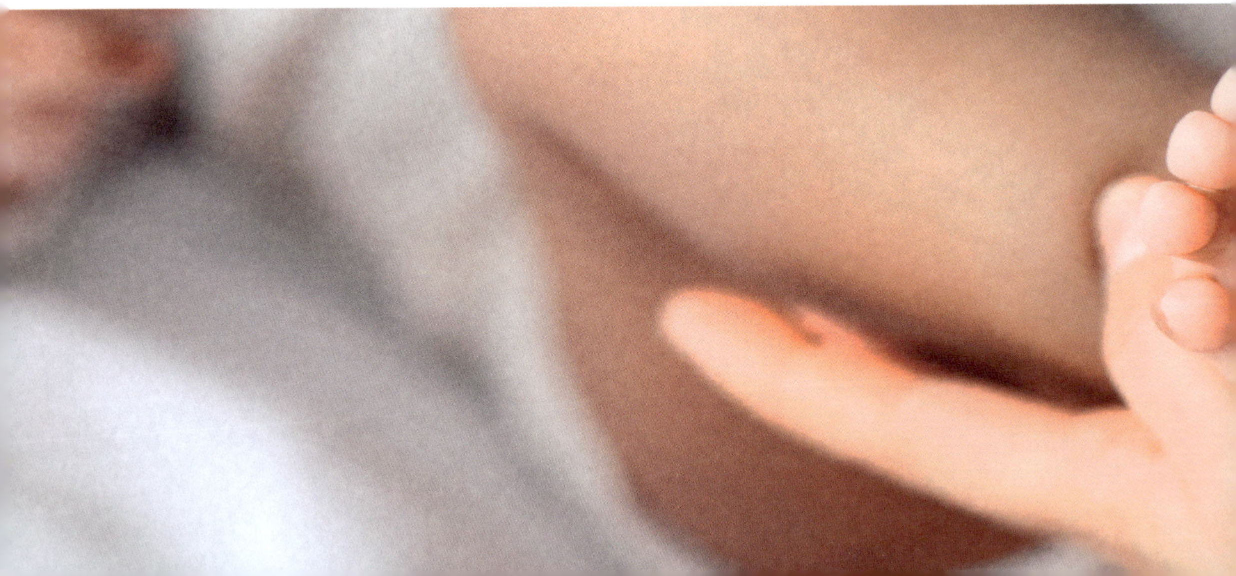

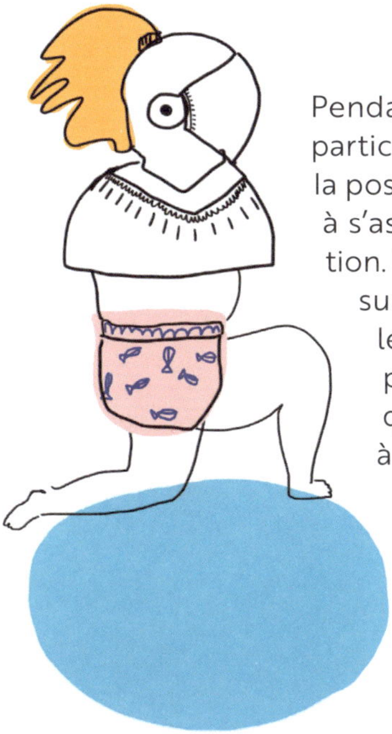

Les différentes étapes

Pendant la séance d'ostéopathie, un regard tout particulier sera posé sur « comment le bébé prend la position », par exemple comment il·elle parvient à s'asseoir, à maintenir et à sortir de cette position. Le plus souvent, le bébé passe d'une position sur le dos à une position sur le côté puis sur le ventre. C'est seulement quand il sera facile pour lui·elle de passer d'une position à l'autre qu'il·elle commencera à ramper et à se mettre à quatre pattes.

Pour pouvoir marcher, il·elle devra être capable de prendre appui sur un support, de se mettre à genoux dans la position du « chevalier servant » (oui, elle s'appelle comme ça !).

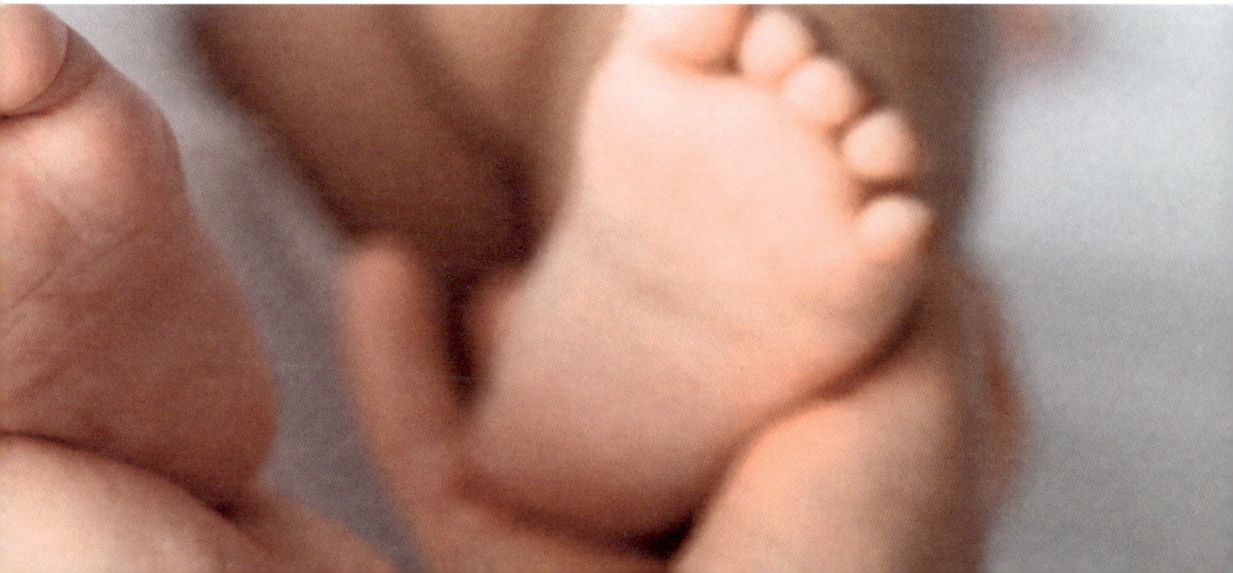

Observez l'évolution de la marche

Voici un récapitulatif des étapes pour apprendre à marcher :

1 - le bébé est sur le dos ;

2 - le bébé passe sur le côté ;

3 - le bébé passe sur le ventre.

Quand vous connaîtrez les différentes étapes de l'évolution de la marche, vous serez en mesure de repérer si l'enfant « saute » une étape, s'il·elle s'installe trop dans une autre, ou s'il·elle n'est pas passé·e par la précédente. Michèle Forestier, kinésithérapeute française qui a dédié une grande partie de sa carrière à observer et à aider les enfants dans l'apprentissage de la marche, observe que « le retournement », c'est-à-dire la possibilité de passer de la position sur le dos à celle sur le ventre, est très important pour le bébé dans l'apprentissage de la marche.

Le bébé arrive à enrouler son bassin, à croiser l'axe qui passe par le centre de son corps et à passer sur le ventre. Le retournement du dos au ventre s'accompagne de l'apprentissage de la dissociation de la ceinture pelvienne et de la ceinture scapulaire, c'est-à-dire savoir tourner le haut du corps dans un sens et le bas du corps dans le sens opposé. Cette dissociation est très importante pour l'équilibre ; sans elle, nous marcherions encore comme des gens de Neandertal, en amenant le bras et la jambe du même côté en avant !

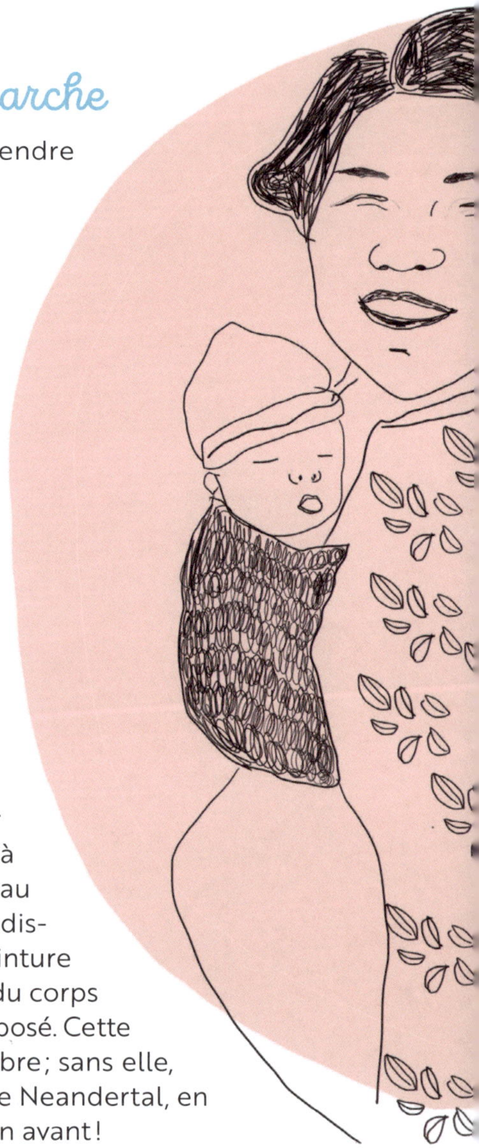

De tortue à flamant rose

Lorsque le bébé parviendra à passer sur le ventre, il·elle apprendra alors à avancer dans cette position comme un petit ver de terre. Il·elle aura tendance à pousser et à se tirer en avant avec les épaules. En apprenant ces gestes, il·elle commencera à alterner les appuis d'un côté et de l'autre, ce qui lui permettra de se déplacer ensuite à quatre pattes. Le bébé découvrira à la fois son corps, et, victoire après victoire, nourrira également sa façon de concevoir l'espace. Il·elle se déplacera sur le côté grâce à un support horizontal comme une table basse, puis se déplacera en se tenant sur un support vertical comme un mur. Toutes ces étapes sont complexes et nécessitent du temps car chacune est nécessaire au bon développement d'une marche fluide. Imaginez l'angoisse que cela peut être de devoir sortir d'une position que l'on a choisie pour nous sans que nous sachions comment faire ? C'est cette même sensation que les enfants doivent ressentir quand les parents les mettent en position assise avant qu'il·elle·s sachent le faire par eux·elles-mêmes.

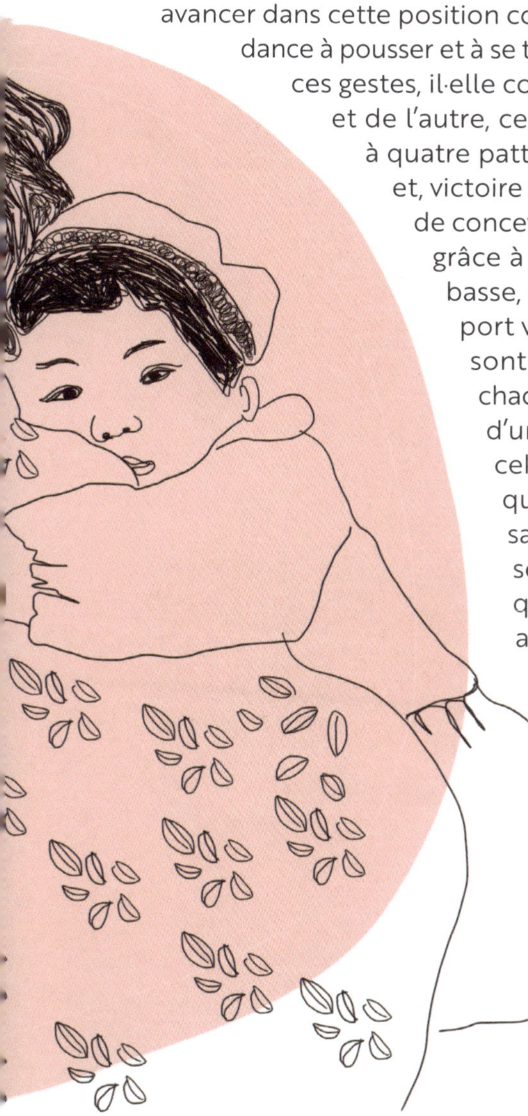

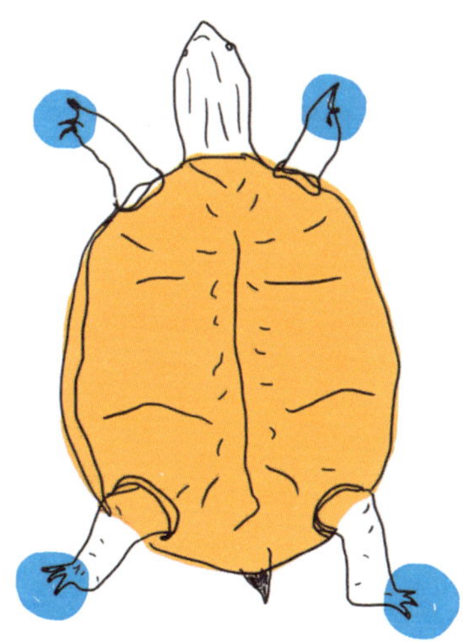

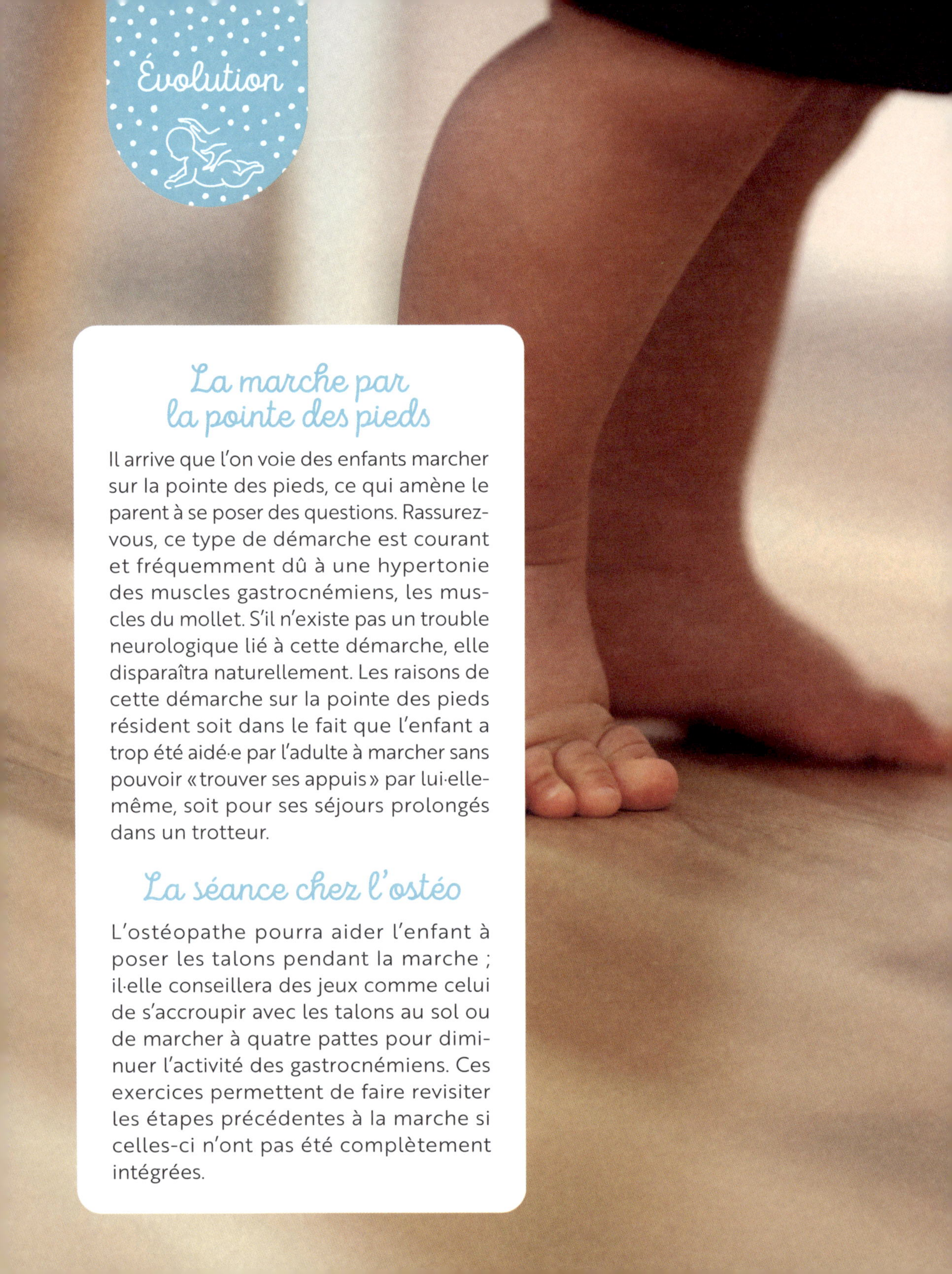

La marche par la pointe des pieds

Il arrive que l'on voie des enfants marcher sur la pointe des pieds, ce qui amène le parent à se poser des questions. Rassurez-vous, ce type de démarche est courant et fréquemment dû à une hypertonie des muscles gastrocnémiens, les muscles du mollet. S'il n'existe pas un trouble neurologique lié à cette démarche, elle disparaîtra naturellement. Les raisons de cette démarche sur la pointe des pieds résident soit dans le fait que l'enfant a trop été aidé·e par l'adulte à marcher sans pouvoir « trouver ses appuis » par lui·elle-même, soit pour ses séjours prolongés dans un trotteur.

La séance chez l'ostéo

L'ostéopathe pourra aider l'enfant à poser les talons pendant la marche ; il·elle conseillera des jeux comme celui de s'accroupir avec les talons au sol ou de marcher à quatre pattes pour diminuer l'activité des gastrocnémiens. Ces exercices permettent de faire revisiter les étapes précédentes à la marche si celles-ci n'ont pas été complètement intégrées.

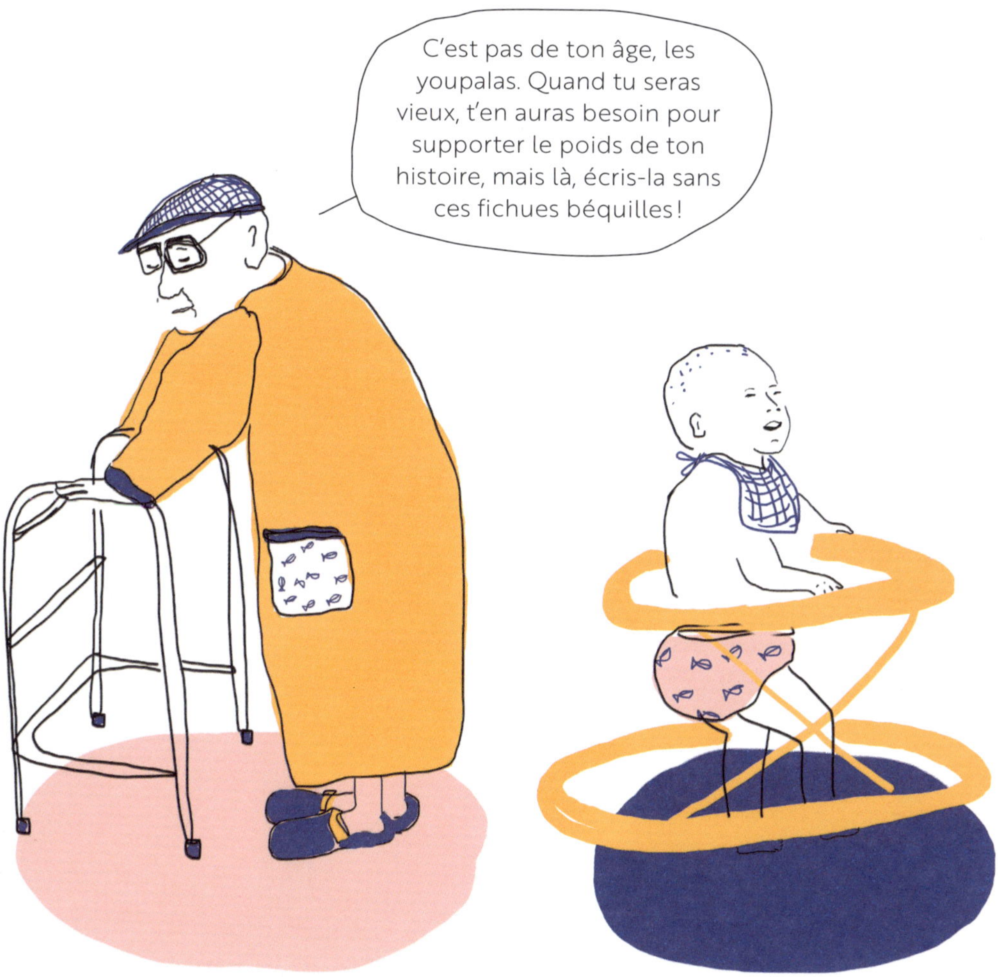
C'est pas de ton âge, les youpalas. Quand tu seras vieux, t'en auras besoin pour supporter le poids de ton histoire, mais là, écris-la sans ces fichues béquilles !

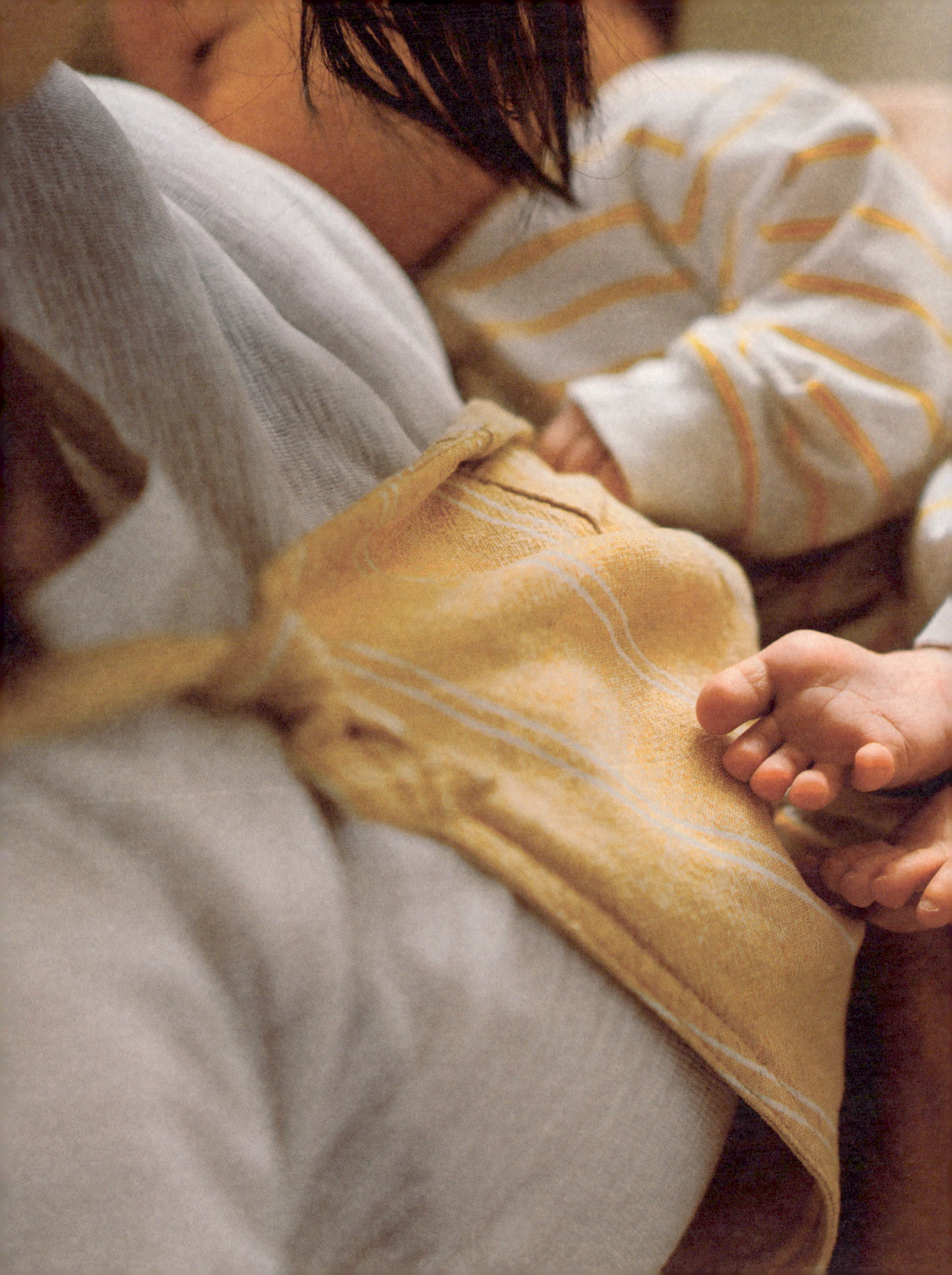

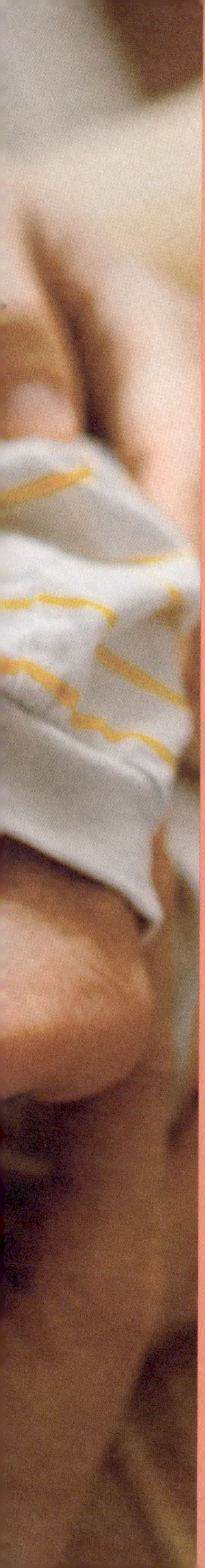

Partie 4

LES INDICATIONS **POUR LE NOURRISSON**

Le nouveau-né est extrêmement réactif au toucher, c'est le premier sens qui se développe *in utero*. Le toucher devient pour lui une façon fondamentale de communiquer. Quoi de mieux pour un·e ostéopathe qui, lui·elle aussi, développe le toucher comme élément fondamental de communication avec les tissus de l'être humain ? L'ostéopathe peut entrer en communication avec le nouveau-né par le toucher afin d'améliorer certains inconforts, dysfonctions et douleurs du tout-petit.

Indications

LE CORDON OMBILICAL EN ÉCHARPE

Le cordon ombilical relie le bébé au placenta ; il contient trois vaisseaux sanguins fondamentaux pour son développement. Grâce aux deux veines et à l'artère présentes dans le cordon ombilical, le bébé reçoit les nutriments dont il·elle a besoin. La nature est quand même bien faite !

Un cordon en guise d'écharpe

Si le cordon ombilical est « en écharpe », il y a de fortes probabilités pour que le bébé développe des tensions au niveau du cou à cause de l'effet de tiraillement vers le nombril. Ces tensions entraînent souvent des difficultés de succion. C'est comme si vous aviez une écharpe autour du cou et coincée dans la fermeture Éclair de votre pantalon durant une soirée chez des ami·e·s, et qu'il vous fallait manger, boire et danser dans cette configuration. Ce n'est pas ce que j'appellerais une soirée idéale.

À SAVOIR

Le cordon ombilical est pleinement formé au troisième mois de grossesse ; il peut atteindre entre cinquante et soixante-dix centimètres. Cette longueur permet au bébé de bouger librement, si tant est que le cordon ne se soit pas enroulé autour d'un bras ou du cou, sinon il sera limité dans ses mouvements.

La séance chez l'ostéo

Après la naissance, l'ostéopathe pourra soulager ces troubles de succion et de posture causés par le cordon en donnant de la mobilité en extension du haut du corps.

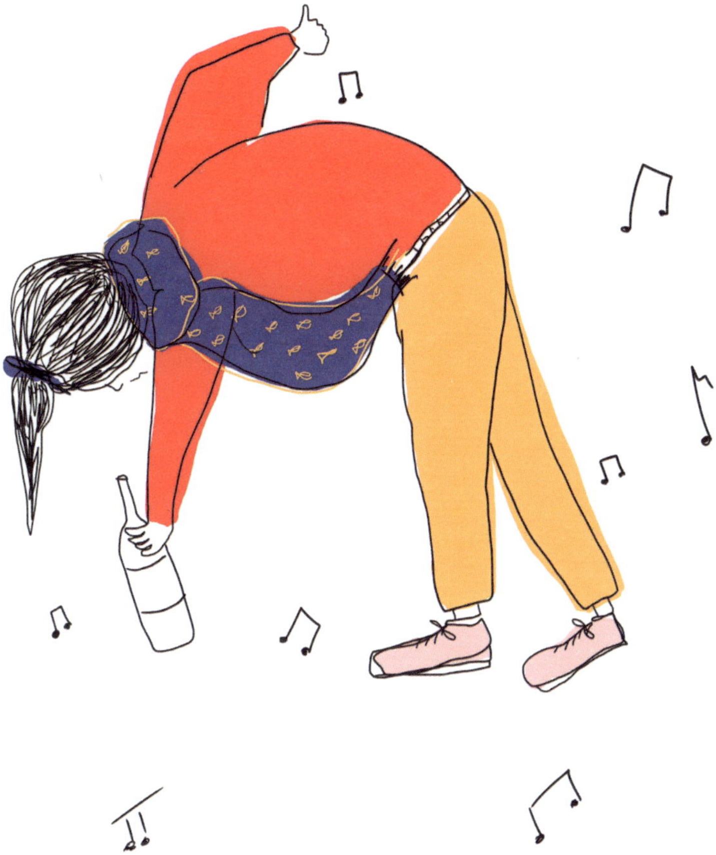
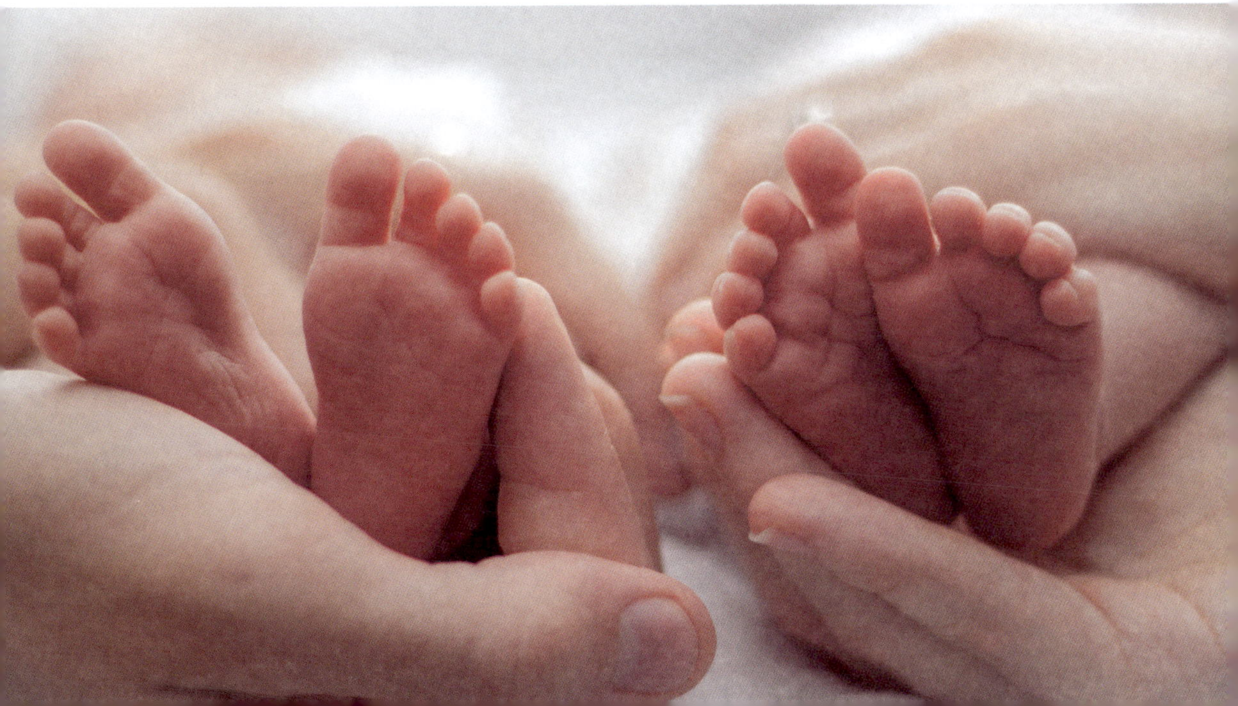

Indications

PRÉMATURÉ·E

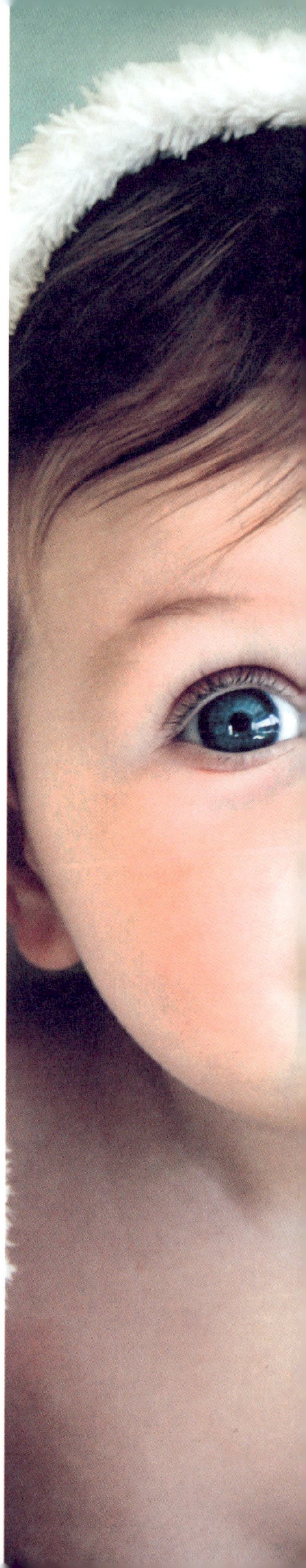

Autrefois, l'enfant était considéré·e comme prématuré·e s'il·elle pesait moins de 2,5 kg à la naissance. Les bébés prématurés doivent être approchés avec une extrême délicatesse et exigent souvent des soins supplémentaires, qui peuvent aller de l'hospitalisation prolongée aux interventions chirurgicales. À la sortie de la maternité, l'ostéopathe pourra faire un contrôle pour le bébé né avant le terme.

Les conséquences de la prématurité

Aujourd'hui, on estime qu'un·e enfant est prématuré·e s'il·elle naît avant la 37e semaine d'aménorrhée. Les conséquences de la prématurité peuvent se limiter à la période périnatale, mais il arrive parfois que la prématurité ait des conséquences sur le reste de l'existence de la personne. Lorsqu'un·e enfant naît avant le terme, il·elle aura souvent un « poids plume » ainsi qu'un système nerveux immature. Plusieurs des facultés nécessaires à la vie ne seront pas encore au point. Cela peut se traduire par des apnées, une difficulté de coordination dans la succion et une dolichocéphalie.

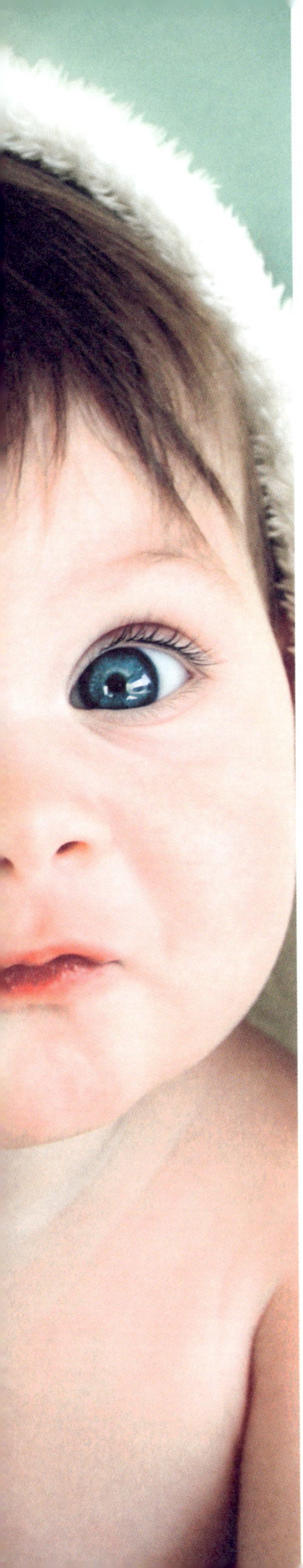

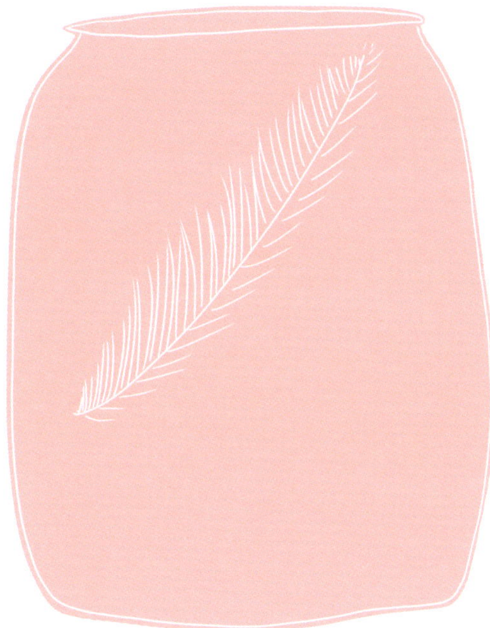

La séance chez l'ostéo

La dolichocéphalie est une forme du crâne « typique » des prématurés ; du grec *dolikhos*, qui signifie « allongé », et *kephalê*, qui signifie « tête ». Ce terme désigne une forme de crâne plus longue et étroite.

L'ostéopathie pourra apporter une aide pour les déformations crâniennes du prématuré et elle aura aussi un effet bénéfique sur la digestion, la croissance et l'état de stress du bébé.

Les stimulations tactiles sont importantes pour le bon développement de tout bébé mais encore plus pour un enfant prématuré.

Indications

LES DÉFORMATIONS CRÂNIENNES

Jusqu'au XIXe siècle, les Égyptiens, les Mayas, les Amérindiens et les Français déformaient volontairement le crâne du bébé. Cette pratique était un symbole d'élévation sociale. Aujourd'hui, l'une des premières raisons de consulter un ostéopathe est de s'assurer que le crâne du bébé suit un bon développement et qu'il ne sera pas plat.
La déformation crânienne la plus commune chez l'enfant est la plagiocéphalie. Son nom vient des mots grecs *plagios*, qui signifie « oblique », et *kephalê*, qui signifie « tête ». C'est un aplatissement d'une partie du crâne qui peut s'associer à une asymétrie du massif facial (le visage).

En évolution depuis les années 1990

Un programme appelé « Back to Sleep » a été créé aux États-Unis afin d'éviter les morts subites du nourrisson (MSDN). Ce programme recommande aux parents de faire dormir les bébés sur le dos. Résultat, le nombre de « têtes plates » a augmenté de presque 50 % depuis 1996.

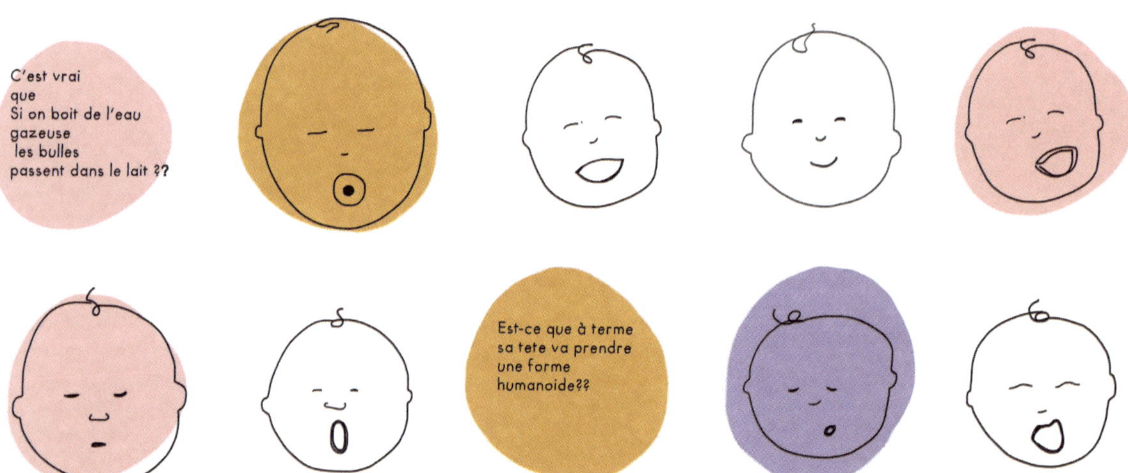
C'est vrai que Si on boit de l'eau gazeuse les bulles passent dans le lait ??
Est-ce que à terme sa tete va prendre une forme humanoide??

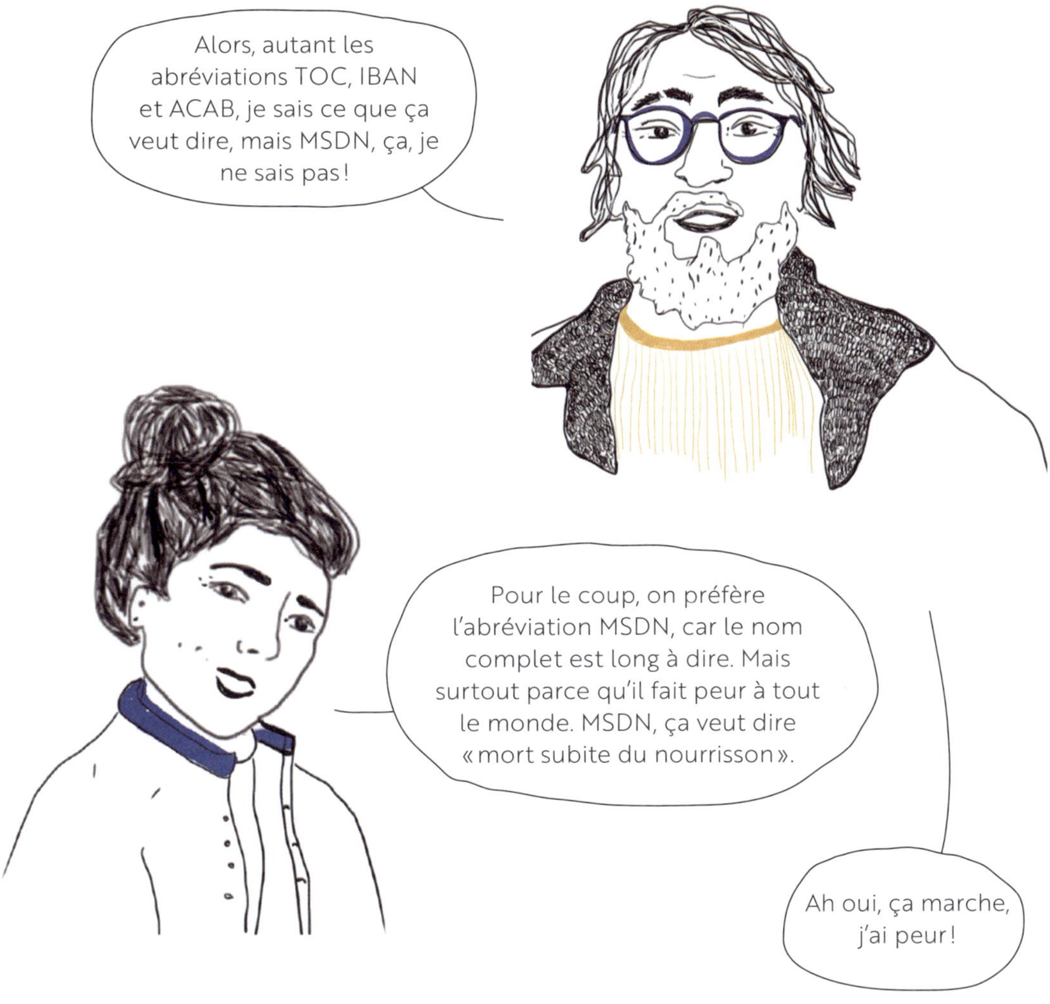
Alors, autant les abréviations TOC, IBAN et ACAB, je sais ce que ça veut dire, mais MSDN, ça, je ne sais pas !
Pour le coup, on préfère l'abréviation MSDN, car le nom complet est long à dire. Mais surtout parce qu'il fait peur à tout le monde. MSDN, ça veut dire « mort subite du nourrisson ».
Ah oui, ça marche, j'ai peur !

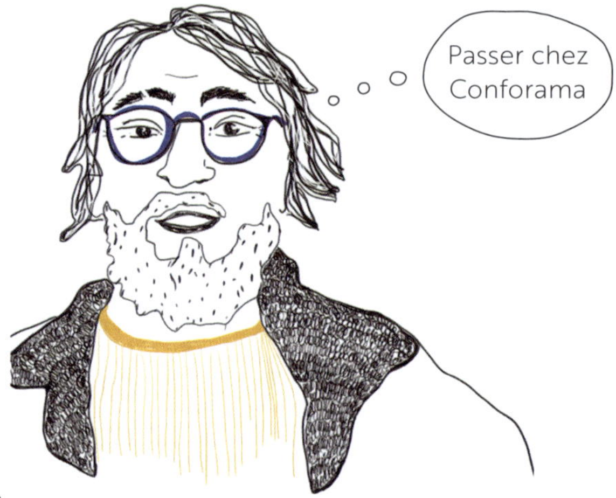

Quelle position pour votre bébé ?

Les raisons précises de la MSDN restent encore inconnues à ce jour. La seule certitude que l'on possède est qu'elle est liée à une forme de suffocation. Cela peut s'expliquer par un obstacle, constitué par une couverture, ou par le fait de dormir avec les parents inconscients du danger d'étouffer le nouveau-né, ou encore par un matelas trop mou.

Les statistiques montrent que la MSDN diminue si l'on positionne les bébés sur le dos. Dans les années 1960, le professeur Robert Debré, figure clé de la puériculture en France, incitait les parents à coucher systématiquement les bébés sur le côté. À la même époque, de l'autre côté de l'océan, on trouvait une autre mode très répandue : le couchage sur le ventre. Cette pratique rendrait le bébé plus mobile, plus éveillé et elle diminuerait les douleurs liées aux coliques. Avec le recul, on se rend compte que, bien que bénéfique, le couchage sur le dos ne doit pas devenir un diktat qui terrorise les parents ! Pendant les trois premiers mois, le bébé n'a pas la force de se retourner par lui-même et il est bon pour lui de découvrir le monde dans ses trois dimensions. En passant sur le côté et sur le ventre, le bébé ne va pas seulement développer ses muscles du dos, qui lui permettront de renforcer sa nuque et par la suite de pouvoir tenir sa tête, il·elle va aussi pouvoir découvrir le monde, ce qui est primordial pour la suite de sa motricité et de sa vie.

Comment surviennent les plagiocéphalies ?

Le plus souvent, la plagiocéphalie s'installe dans les trois semaines qui suivent la naissance et elle est principalement due à la position dans laquelle le bébé passe la majorité de son temps. Sur le dos ! Les muscles du cou ne sont pas assez forts pour permettre au bébé de bouger la tête librement et il·elle se retrouve « bloqué·e » sur le dos. Ces os sont très, très, très malléables et peuvent finir par prendre la forme de la surface d'appui. Les déformations sont dictées principalement par le rapport entre la malléabilité de l'os et l'immobilité de la tête. Si le bébé passe son début de vie sur le dos, cette position peut aplatir le crâne jusqu'à en modifier le squelette de la colonne vertébrale. L'os occipital (la partie arrière de la tête) est en relation avec la première vertèbre cervicale (atlas), donc des déformations de cet os peuvent modifier tout le squelette. Par exemple, une torsion au niveau de la tête peut entraîner une torsion de toute la colonne vertébrale.

Pourquoi la tête plate ?

Les os qui constituent le crâne du bébé sont malléables (heureusement pour la maman pendant l'accouchement !). Après le passage dans le bassin maternel, le crâne et le visage du bébé peuvent être un peu « fripés ». Généralement, ces « rides » et « bosses », que l'on appelle poliment « caractéristiques », disparaissent trois à quatre jours après la naissance. Mais il arrive fréquemment que ces caractéristiques ne se dissipent pas dans les jours qui suivent l'accouchement. Grâce à cette déformabilité, le cerveau peut se développer en « poussant les plaques » constituées par les différents os du crâne. À ce moment-là, elles ne vont que rarement disparaître par magie. C'est une bonne raison d'aller voir un ostéo.

Indications

Comment reconnaître une plagiocéphalie ?

On peut observer une forme oblique de la partie postérieure de la tête, due à une asymétrie de l'os occipital, ou une asymétrie du front et du visage. Si l'on pose le bébé sur le dos et que l'on remarque une partie oblique, comme une petite colline, apparaître sur un côté du front, qu'une oreille est plus avancée que l'autre ou qu'un œil ou l'ensemble des éléments de la face paraît « décalé », cela nous donne un indice d'une potentielle plagiocéphalie. Il existe aussi quatre autres déformations crâniennes chez le bébé, qui s'appellent la brachycéphalie, la dolichocéphalie, la scaphocéphalie et la trigonocéphalie.

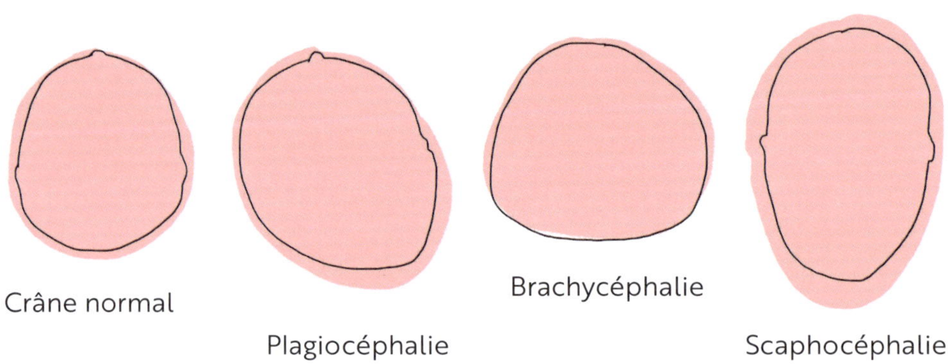

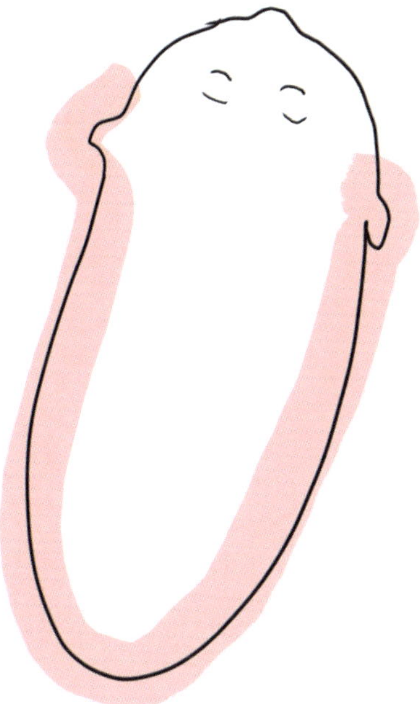

Schéma du crâne dans l'imaginaire de Gérard

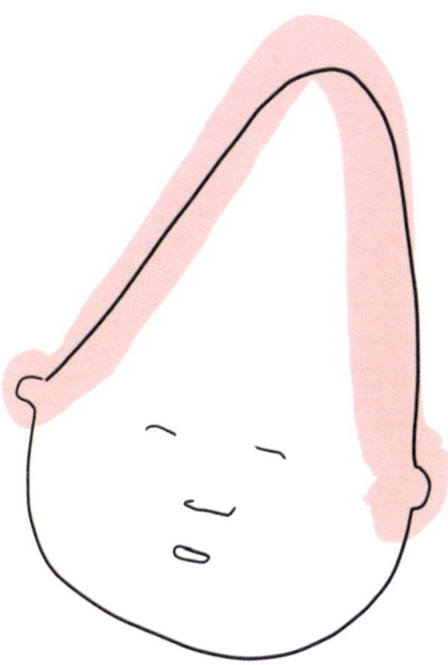

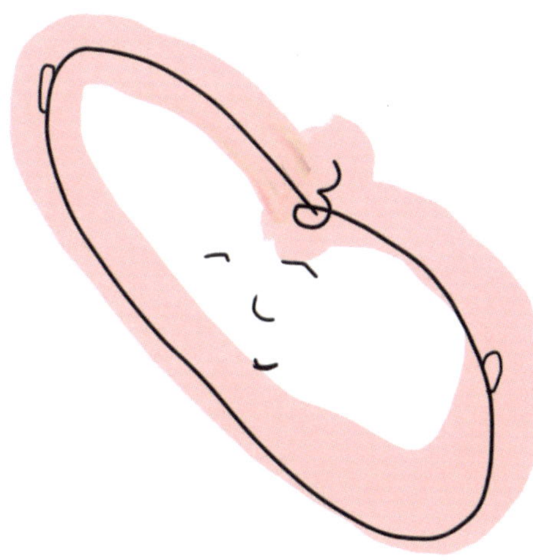

La génétique

« Si ton père a la tête plate, alors tu vas avoir la tête plate ! » Faux ! Le déterminisme génétique est aujourd'hui remis en question par la récente prise en considération de l'épigénétique (certains gènes peuvent s'exprimer ou pas selon l'environnement et les habitudes de vie).

Il en est de même pour la plagiocéphalie. Elle peut s'installer avant la naissance ou être d'origine positionnelle. Dans l'utérus, le bébé peut rencontrer différents obstacles : les reliefs osseux du bassin maternel, les organes, la présence d'un colocataire (frère jumeau/sœur jumelle). Elle peut être liée :

- à une contracture du muscle SCOM (un muscle situé à l'avant du cou) qui, si contracté, diminue la liberté de rotation de la tête du bébé – en favorisant par exemple l'apparition d'un torticolis et en empêchant donc la rotation de la tête ;
- ce n'est pas pour vous faire peur, mais il existe aussi la plagiocéphalie synostosique. Il s'agit d'une déformation crânienne beaucoup plus rare et aussi beaucoup plus « grave ». Elle correspond à la fermeture prématurée d'une ou de plusieurs sutures lors du développement intra-utérin, appelée craniosténose. Elle est diagnostiquée par le·la gynécologue ou le·la pédiatre à la naissance. Le traitement de ce type de pathologie est du ressort de la chirurgie entre le troisième et le sixième mois du bébé. (Rassurez-vous, la craniosténose touche moins de 4 % des enfants qui présentent une plagiocéphalie).

à SAVOIR

Comme pour la plagiocéphalie, l'origine du torticolis peut à son tour survenir *in utero*, ou lors de la naissance. Si, par exemple, on a dû intervenir pour aider la sortie du bébé (forceps, ventouse ou main experte) ou si le passage de la tête a rencontré des obstacles pendant un moment trop long par rapport à la capacité d'adaptation du bébé, alors le muscle SCOM peut se contracter et créer un torticolis.

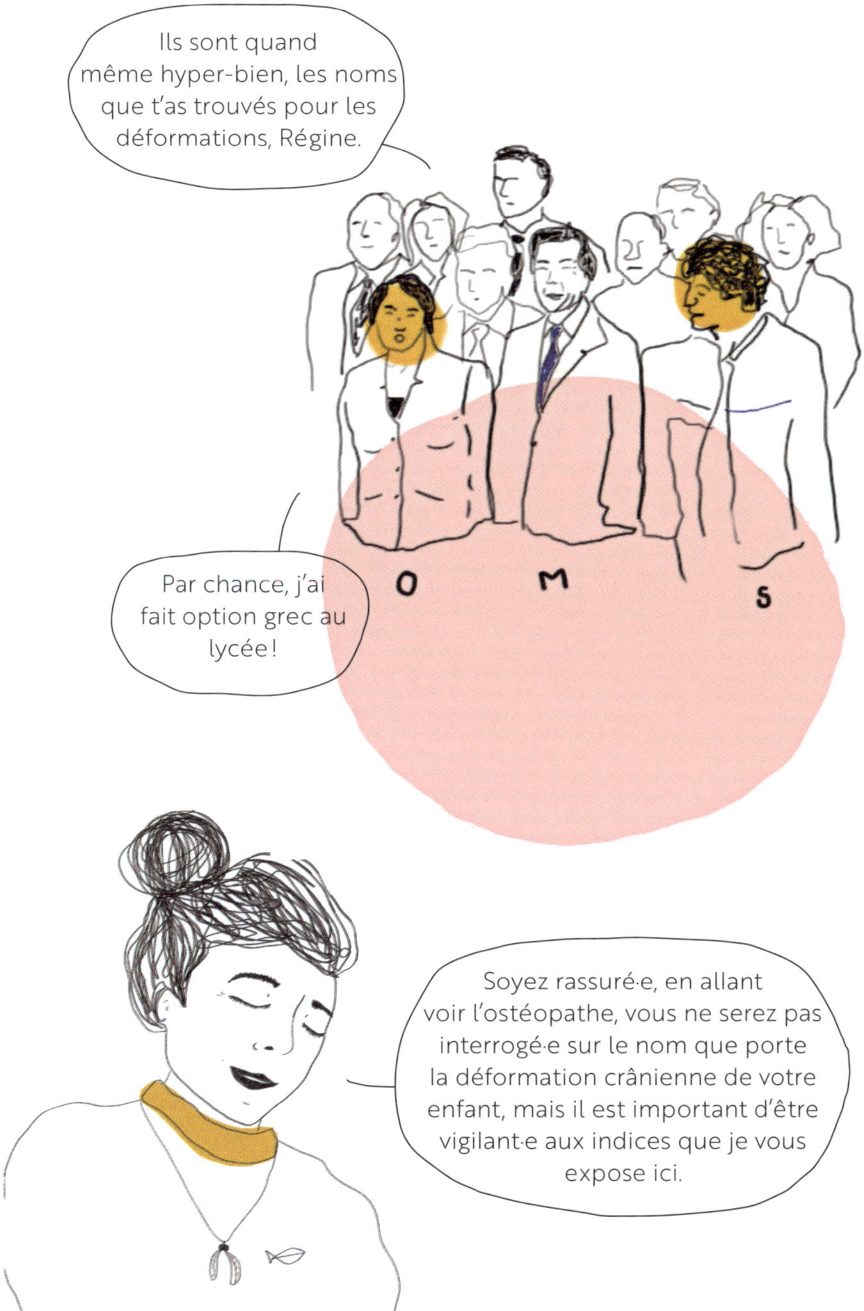
Ils sont quand même hyper-bien, les noms que t'as trouvés pour les déformations, Régine.
O M S
Par chance, j'ai fait option grec au lycée !
Soyez rassuré·e, en allant voir l'ostéopathe, vous ne serez pas interrogé·e sur le nom que porte la déformation crânienne de votre enfant, mais il est important d'être vigilant·e aux indices que je vous expose ici.

Ne tardez pas à consulter

Pendant les six premiers mois, le périmètre crânien augmente beaucoup (il grandit de trois centimètres durant le premier mois, de trois centimètres entre le deuxième et le troisième mois et de trois centimètres entre le quatrième et le sixième mois).

La séance chez l'ostéo

Il n'est jamais trop tôt pour faire appel à un ostéopathe pour une plagiocéphalie. Durant les six premiers mois, le périmètre crânien augmente et c'est à ce moment-là que l'ostéopathe pourra agir avec efficacité. Avec le temps, ces déformations risquent de s'installer et il sera très difficile de s'en défaire car les os se durcissent après les six premiers mois.
C'est après le troisième mois que le·la pédiatre décidera s'il est nécessaire de faire porter un casque au bébé. Il sera trop tard après le dix-huitième mois. L'ostéopathie, souvent combinée à de la physiothérapie, peut limiter les déformations et aussi prévenir certains troubles ORL et dentaires. Les déformations peuvent aller jusqu'à provoquer des asymétries du développement moteur chez l'enfant.

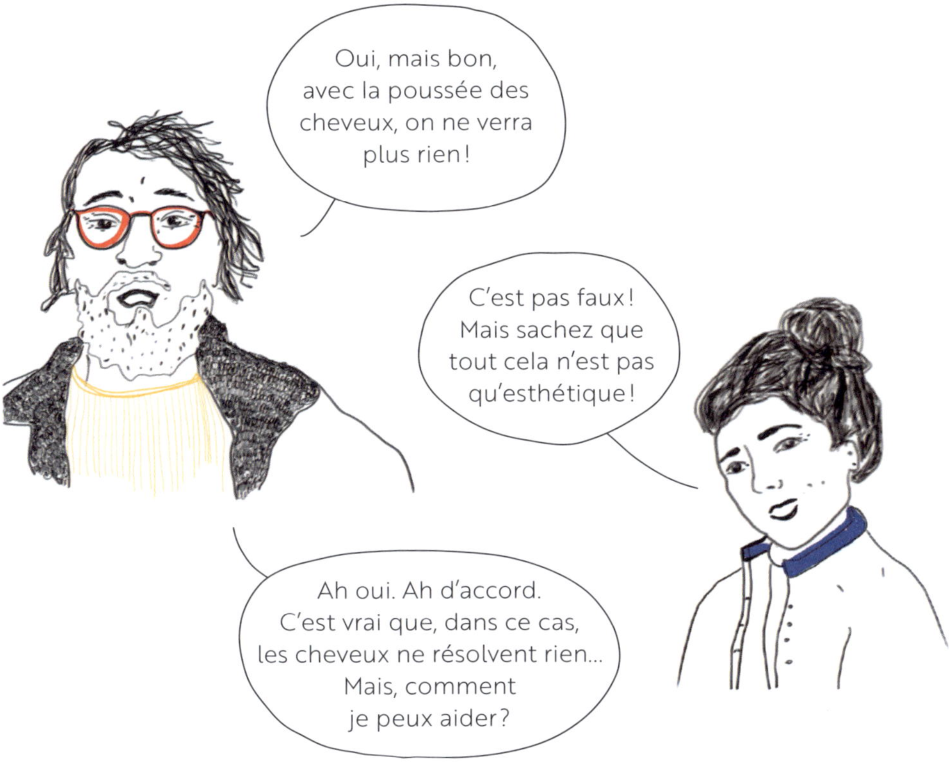
Oui, mais bon, avec la poussée des cheveux, on ne verra plus rien!
C'est pas faux! Mais sachez que tout cela n'est pas qu'esthétique!
Ah oui. Ah d'accord. C'est vrai que, dans ce cas, les cheveux ne résolvent rien... Mais, comment je peux aider?

6 conseils pour éviter la plagiocéphalie

- Observez l'usure des cheveux (elle peut être inégale à gauche et à droite du crâne) et veillez à ce que la rotation de la tête s'équilibre dans les deux sens.
- Évitez le cosy ou toutes les positions qui mettent trop longtemps une contrainte physique au bébé. La tête s'y enfonce et il ne faudrait pas qu'elle reste comme ça!
- Variez la position pour l'alimentation.
- Portez le bébé en favorisant les deux rotations.
- Stimulez le bébé de manière visuelle, tactile et sonore à droite et à gauche.
- Il existe des matelas respirants qui évitent tout risque de MSDN et de plagiocéphalie, car leur constitution permet le passage physique de l'air.

LES DIFFICULTÉS LORS DE L'ALLAITEMENT

La Haute Autorité de santé et l'Organisation mondiale de la santé recommandent un allaitement maternel exclusif pendant les six premiers mois. Bien qu'il soit un choix réservé à chacune, l'allaitement est souvent un moment idéalisé et, comme toute idéalisation, la réalité se révèle parfois différente. Même si la tétée est une activité réflexe chez les nourrissons, plusieurs facteurs peuvent compliquer ce moment.

L'allaitement idéal

Dans une succion idéale, la bouche du bébé adhère totalement à l'aréole, la langue « masse » le mamelon en stimulant la sortie du lait, le menton est collé au sein et la tête est en extension vers l'arrière, tournée vers le sein. Lors de la tétée nutritive, on entend le « gloups » de déglutition, la maman ressent un effet « ventouse » sur son sein.

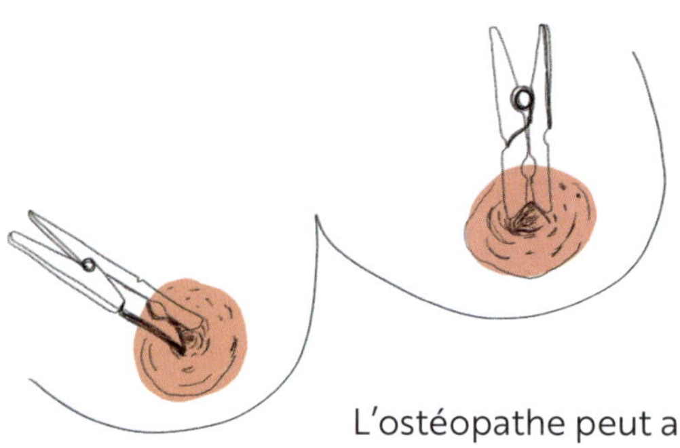

La séance chez l'ostéo

L'ostéopathe peut aider à ce que l'ouverture et la fermeture de la bouche du nourrisson se fassent de façon symétrique. Le traitement peut soulager les contractures musculaires dans la mâchoire du bébé afin qu'il·elle ne pince pas le bout du sein de la maman.

Quels sont les principaux facteurs qui peuvent compliquer une tétée ?

-1-

Manque d'ouverture de la bouche. Un bébé qui ouvre bien la bouche forme un angle sur le sein mesurant au moins 140 degrés ; il peut donc ouvrir la bouche d'environ quatre centimètres. Si le bébé n'arrive pas à ouvrir correctement la bouche, il peut blesser le téton de sa maman, des crevasses et des douleurs peuvent apparaître. La maman peut se sentir découragée et interrompre l'allaitement.

-2-

Hypertonie des masséters (muscles de la mâchoire). Ces muscles sont très puissants chez les nourrissons. S'ils sont trop contractés, ils risquent d'empêcher l'ouverture de la bouche du bébé, qui pincera alors le mamelon.

-3-

Succion inefficace. Si la tétée est trop faible, le bébé ne pourra pas être rassasié, le sein de la maman risque de subir un engorgement et d'être douloureux : le lait ne pourrait donc pas sortir.

-4-

Extension cervicale incomplète ou douloureuse. Si le bébé reste dans une position de « cyphose », c'est-à-dire de flexion de la tête en avant, il·elle ne pourra pas bien ouvrir la bouche.

-5-

Restriction de rotation cervicale. Si le bébé n'arrive pas à tourner la tête des deux côtés, il·elle aura des difficultés pour se positionner.

-6-

Déviation mandibulaire. Si le mouvement de la mandibule ne se fait pas, le bébé aura des difficultés pour la succion et donc pour la déglutition. La mandibule doit se synchroniser avec les mouvements de la langue afin que la succion ainsi que la stimulation de la lactation soient efficaces.

LES PROBLÈMES ORTHOPÉDIQUES

Certaines attitudes du corps, comme un pied vers l'intérieur, peuvent être ajustées dans les premiers mois de vie du bébé afin d'éviter des déformations plus importantes durant la croissance. La position que le bébé avait dans le ventre de la maman peut laisser des empreintes sur les tissus de son corps. Ces postures corporelles peuvent se figer si l'ostéopathe ne passe pas par là.

Les malpositions, causes principales des problèmes orthopédiques

- **Malposition des pieds :** les principales malpositions sont les pieds talus, varus, métatarsus varus et supinatus. Ces différentes attitudes sont la résultante de la position *in utero*, elles peuvent être prises en charge par l'ostéopathe, qui aura une place fondamentale dans le conseil pour améliorer la position des pieds. En revanche, il·elle ne pourra pas s'occuper des malformations. Par exemple, les pieds bots seront pris en charge par l'orthopédiste.
- **Attitude générale du corps :** en virgule, torsion ou flexion, en hypertension, en inclinaison.

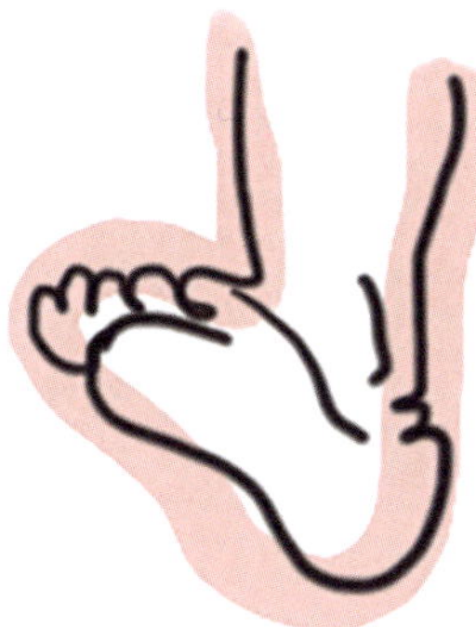

Valgus

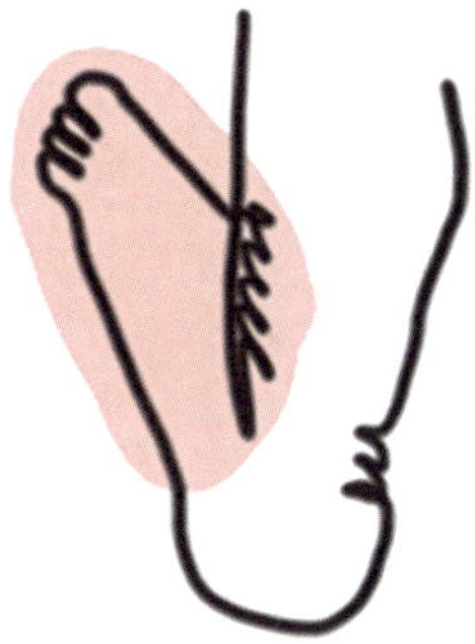

Talus

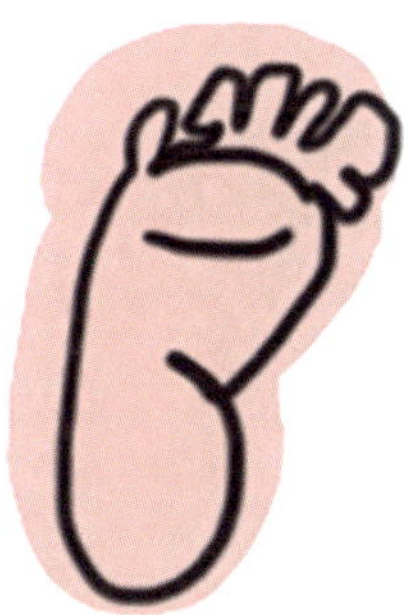

Métatarsus varus

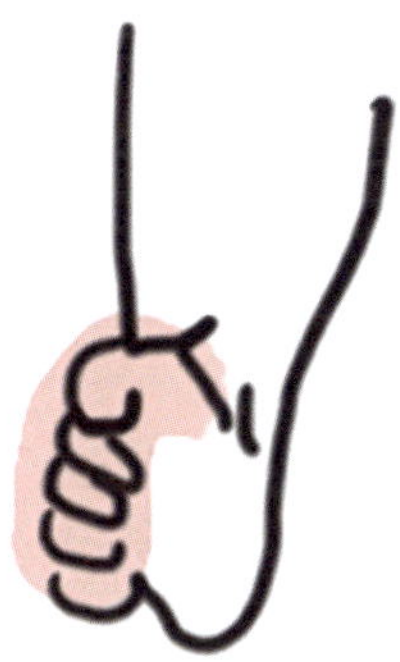

Varus

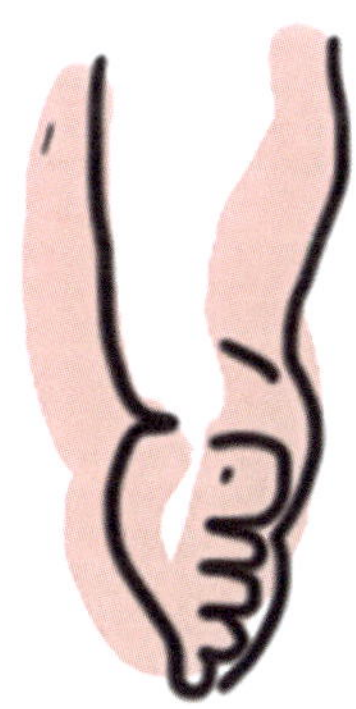

Supinatus

LES CONSTIPATIONS

La constipation est, techniquement, la diminution de fréquence des selles, en volume ou en consistance. Il est généralement admis qu'une fréquence inférieure à une selle par jour durant les six premiers mois, ainsi qu'une fréquence de trois fois ou moins par semaine après le sixième mois, peut être considérée comme pathologique.

Les différentes constipations

Par extension de langage, je trouve que l'on pourrait dire qu'il y a différents types de « constipation » dans le corps humain. Si le transit ralenti au niveau intestinal est appelé « la constipation », un blocage au niveau de l'œil donnera naissance à l'obstruction du canal lacrymal, au niveau des oreilles à des otites, et au niveau du nez à des rhinites ou sinusites (en pages suivantes).

La constipation intestinale

La fréquence des selles est variable en fonction de l'âge et du type d'alimentation du nourrisson : si le bébé s'alimente au sein, il·elle aura tendance à aller moins à la selle qu'un nourrisson qui boit du lait artificiel. Le nouveau-né expulse généralement après chaque tétée et il·elle diminuera physiologiquement la fréquence du remplissage de couche avec le passage au lait de vache. Une fois que les causes graves sont écartées (les causes graves sont les occlusions, qui nécessitent une intervention chirurgicale, ou les causes médicamenteuses), l'ostéopathie peut intervenir en diminuant les contraintes mécaniques, principalement abdominales, et aider le bébé à une évacuation « moins pénible ».

ZOOM sur

LA PALETTE DE COULEURS

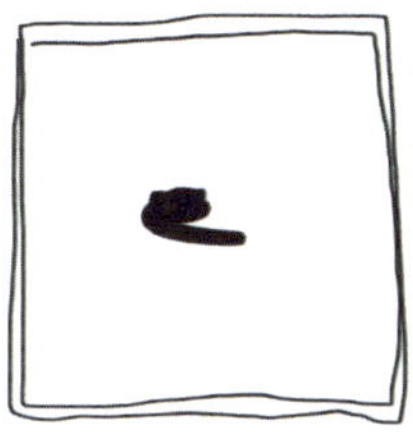

1er jour
selles noires faites du méconium (déchets cellulaires)

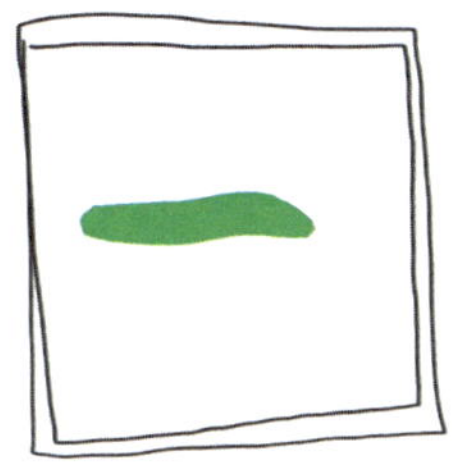

Jours 2 et 3
selles verdâtres et glaireuses

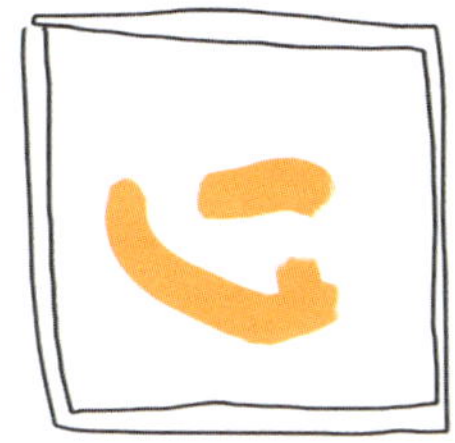

Jour 5
le système digestif se met en place, nous assistons à un panel de jaunes et d'orange

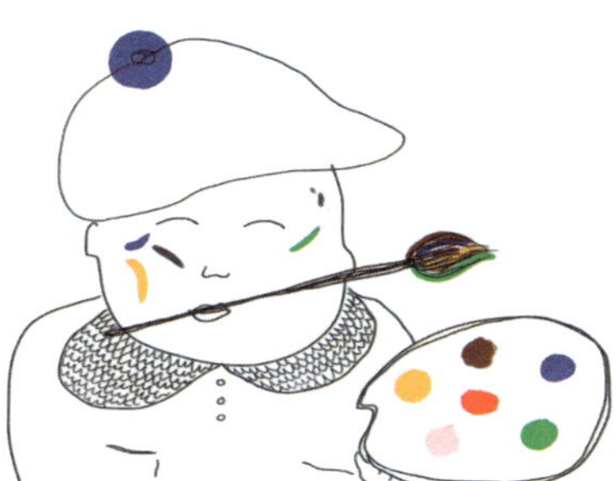

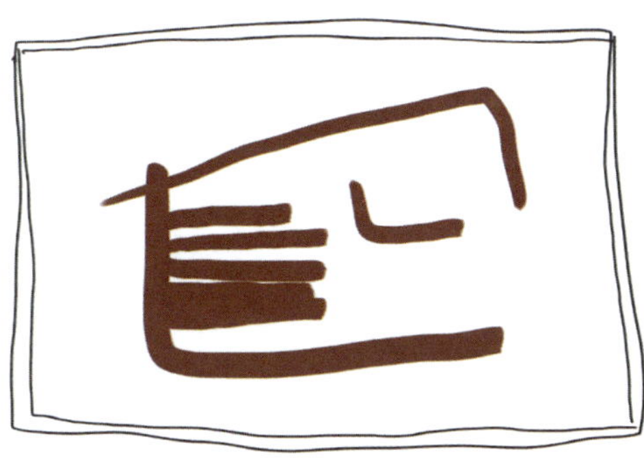

Mon millésime !

L'OBSTRUCTION DU CANAL LACRYMAL

L'obstruction du canal lacrymal est souvent présente à la naissance, mais elle peut aussi s'installer pendant la première année de vie. C'est majoritairement un des deux yeux qui est touché.

La constipation lacrymale

Le principe est assez simple : si les larmes ne peuvent pas s'écouler, elles stagnent et risquent d'infecter l'œil, ce qui peut donner naissance à une conjonctivite. Si une conjonctivite s'installe, le bébé doit absolument être vu par un·e ophtalmologue, qui pourra donner un traitement antibiotique ou préconisera une intervention chirurgicale. Il faut savoir que l'opération ne pourra être faite qu'après le dixième mois de vie du nourrisson. La cause la plus fréquente d'obstruction du canal lacrymal est l'immaturité d'une membrane qui ne permet pas l'écoulement des larmes.

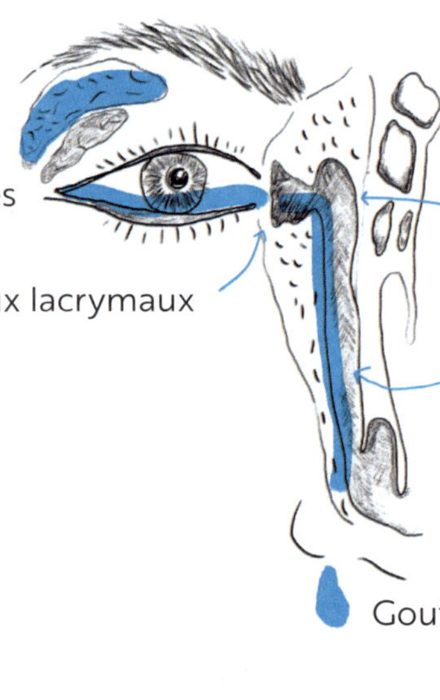

La séance chez l'ostéo

L'ostéopathe ne fera pas disparaître l'infection par magie, mais il·elle pourra favoriser l'écoulement des larmes en agissant sur sa cause et éviter à l'enfant de subir une intervention chirurgicale. Puisque les différentes pièces osseuses qui constituent la boîte crânienne ne sont pas encore soudées, l'ostéopathe pourra vérifier la bonne adaptabilité du puzzle en améliorant la mécanique crânienne et favorisant ainsi le drainage physiologique.

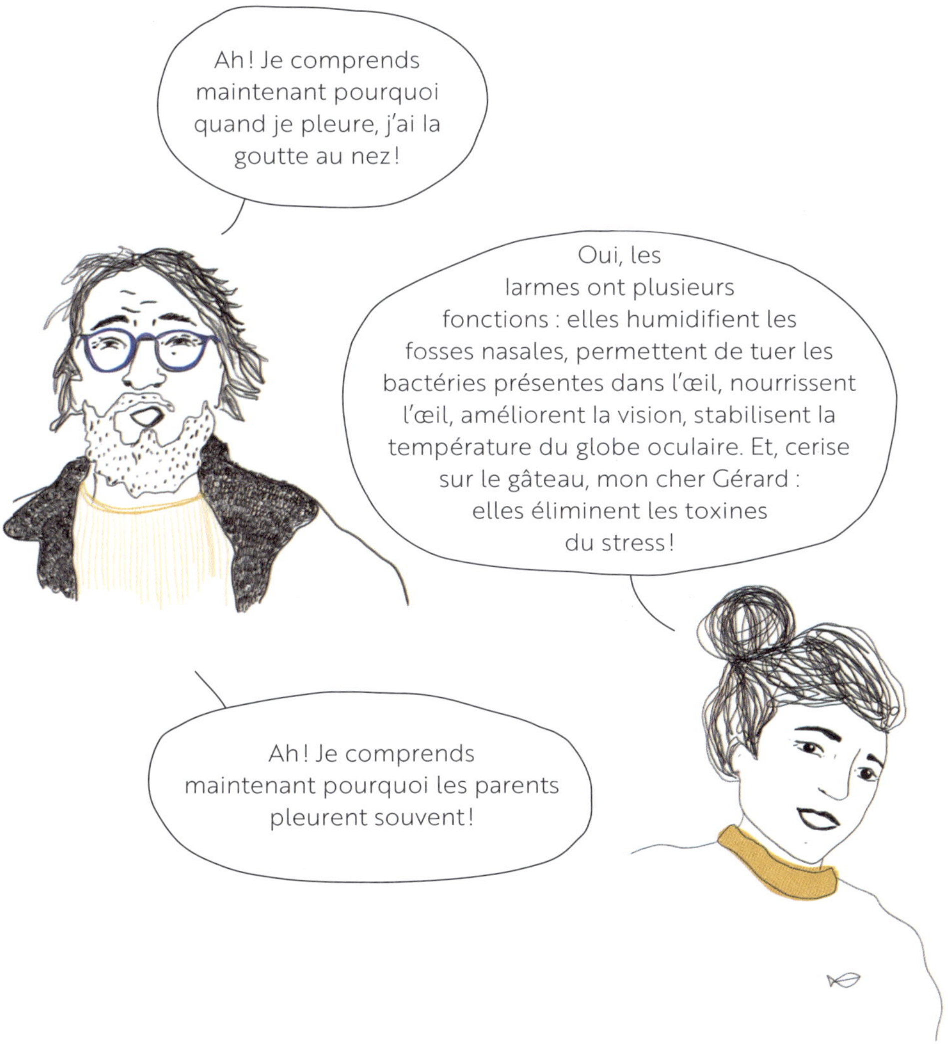
Ah ! Je comprends maintenant pourquoi quand je pleure, j'ai la goutte au nez !
Oui, les larmes ont plusieurs fonctions : elles humidifient les fosses nasales, permettent de tuer les bactéries présentes dans l'œil, nourrissent l'œil, améliorent la vision, stabilisent la température du globe oculaire. Et, cerise sur le gâteau, mon cher Gérard : elles éliminent les toxines du stress !
Ah ! Je comprends maintenant pourquoi les parents pleurent souvent !

Comment la reconnaître ?

Vous pourrez la détecter si l'œil :

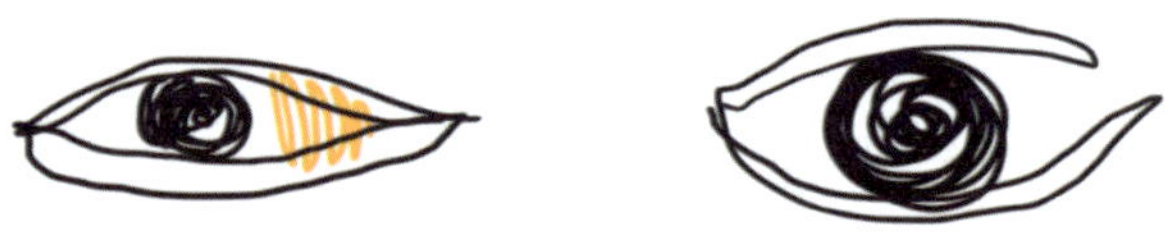

Colle

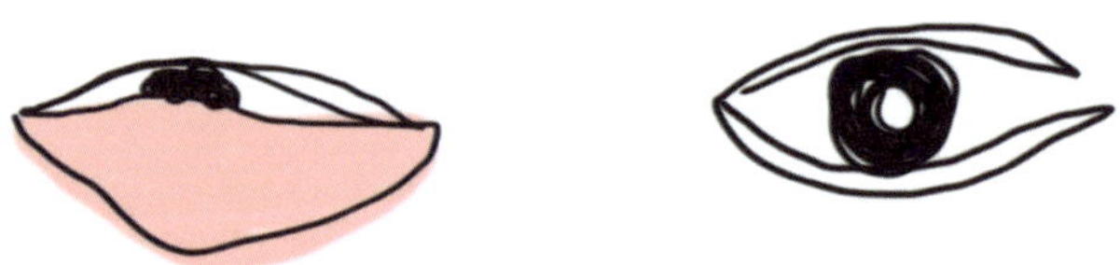

Gonfle

Paraît « sale »

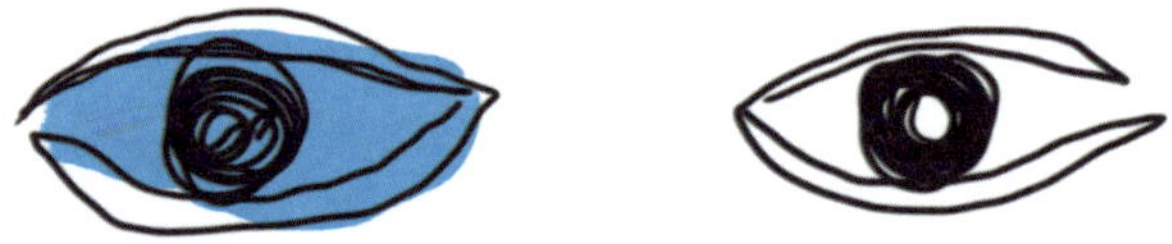

Est constamment rempli de larmes

3 conseils pour résorber l'obstruction dans l'œil du nourrisson

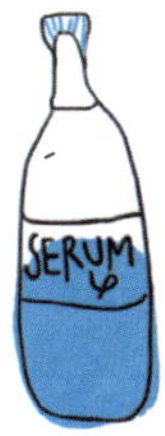
SERUM

A. Appliquez des larmes artificielles dans l'œil atteint et l'obstruction disparaîtra d'elle-même.

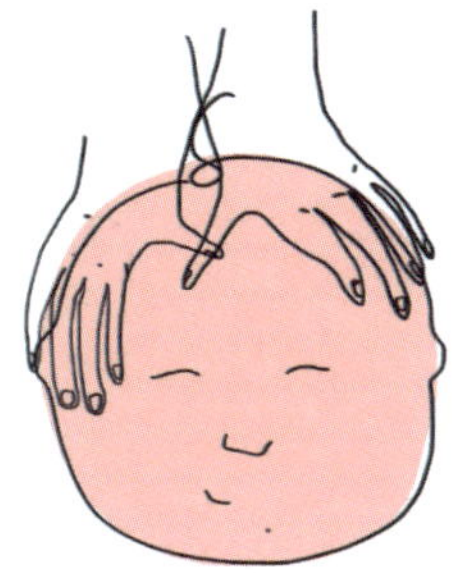

B. Attendez le dixième mois pour l'intervention chirurgicale (qui se fait grâce à une tige métallique insérée dans le coin interne de l'œil du nourrisson, sans anesthésie).

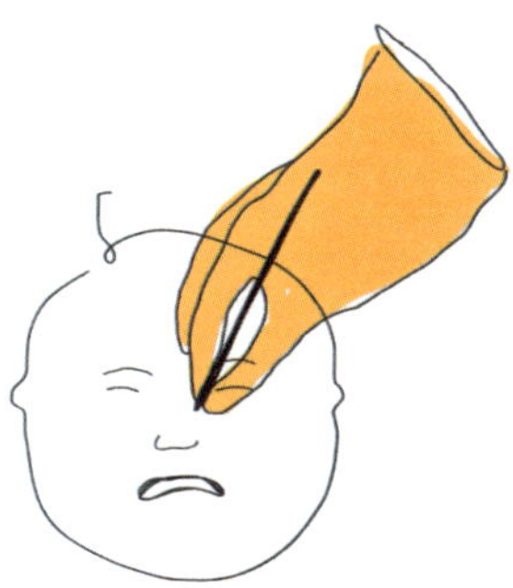

C. Consultez un·e ostéopathe pour qu'il·elle facilite le drainage oculaire (voir page 109).

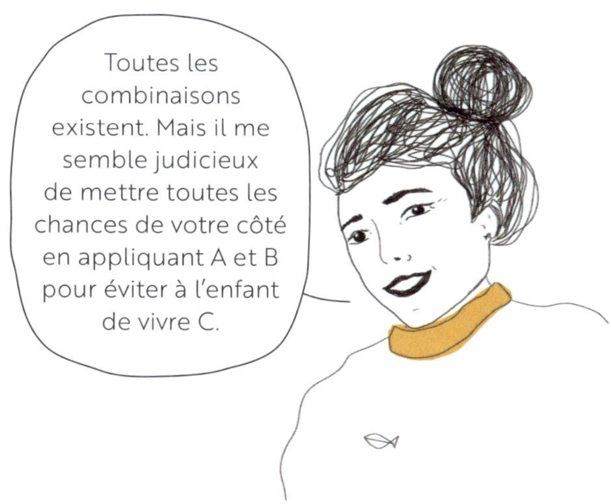
Toutes les combinaisons existent. Mais il me semble judicieux de mettre toutes les chances de votre côté en appliquant A et B pour éviter à l'enfant de vivre C.

Indications

LES OTITES

Les otites touchent le plus souvent l'oreille moyenne (la partie entre ce que l'on voit de l'oreille de l'extérieur, la membrane du tympan et l'oreille interne) et elles sont dues à une stagnation de liquide.

Des infections communes chez le nourrisson

Les otites sont assez fréquentes chez les petits entre trois mois et trois ans car, chez l'enfant, la trompe auditive est plus courte et plus horizontale que chez l'adulte. Pour cette raison, chez le nourrisson et l'enfant, l'oreille peut se vider plus difficilement dans l'arrière-gorge et par conséquent s'infecter.

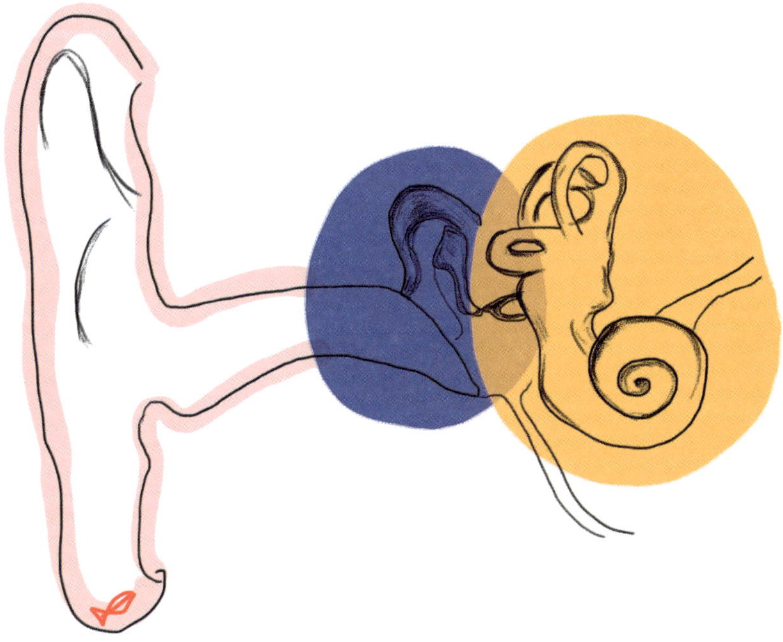

La séance chez l'ostéo

L'ostéopathe vérifiera toutes les structures de la mastication et de la déglutition comme la mandibule, la langue et les muscles environnants, ainsi que la bonne mobilité de l'os temporal qui a, par exemple, pu subir des forces compressives, ce qui augmente le risque d'otites. Toutefois, il·elle ne pourra pas agir sur les virus ou les bactéries qui causent les otites moyennes, mais pourra aider au bon fonctionnement des structures et diminuer ainsi les risques de récidive ou l'installation des otites chroniques.

7 conseils pour éviter les otites

- Évitez l'exposition au tabagisme passif (ça vaut pour les otites mais aussi pour l'asthme, la bronchite… En fait, pour tout son développement !).
- Nettoyez son nez avec du sérum physiologique.
- Donnez le sein ou le biberon dans une position semi-inclinée et ne pas coucher l'enfant au lit avec un biberon.
- Couchez le bébé du côté opposé à l'oreille touchée.
- Lavez-vous les mains pour diminuer les infections possibles.
- En donnant le bain, évitez de mettre la tête du bébé dans l'eau.
- Les enfants qui ont tendance à garder la bouche ouverte le font souvent parce que leur nez est bouché et sont plus prédisposé·e·s à développer des otites moyennes. Mieux vaut donc vous demander pourquoi votre enfant a la bouche ouverte.

Indications

LES RHINITES

Les allergies, provocatrices de sinusites

Les rhinites sont des inflammations de la muqueuse nasale, le plus souvent dues à une allergie ; elles peuvent se compliquer et faire apparaître une sinusite.

La séance chez l'ostéo

Encore une fois, l'ostéopathe ne pourra pas arrêter la congestion nasale, qui provoque la diminution de sa perméabilité, mais il·elle aidera au drainage muqueux et à la réduction de la stase.

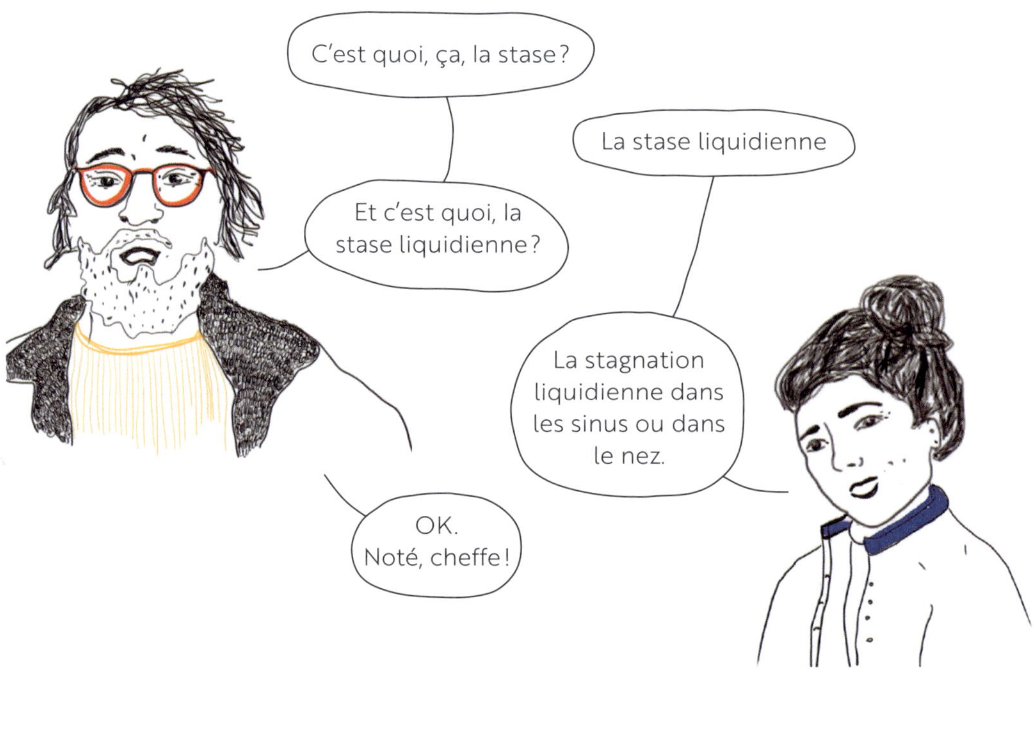
C'est quoi, ça, la stase ?
La stase liquidienne
Et c'est quoi, la stase liquidienne ?
La stagnation liquidienne dans les sinus ou dans le nez.
OK. Noté, cheffe !

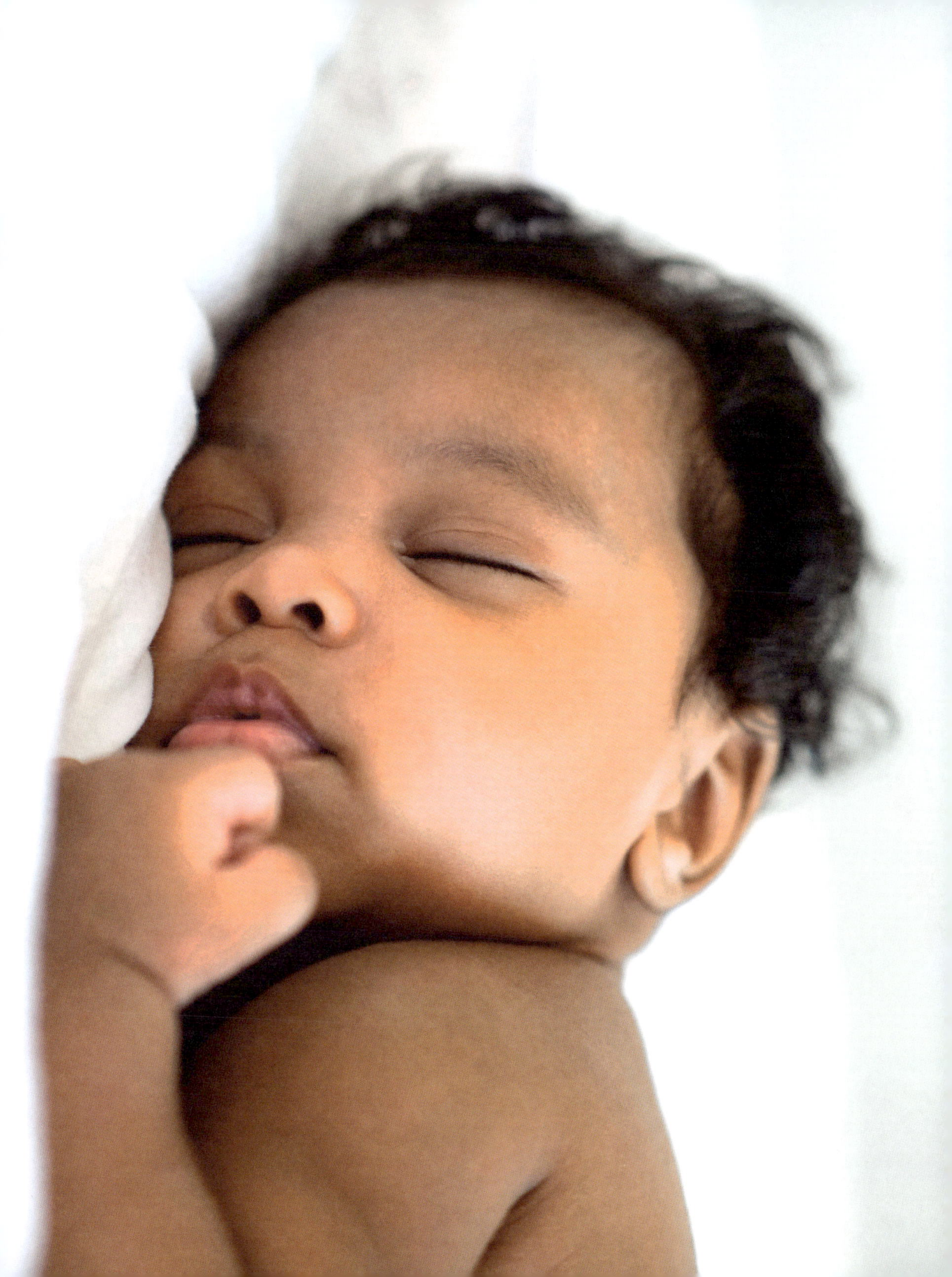

Indications

LE RGO

Quand l'acidité de l'estomac remonte jusqu'à l'œsophage, on parle de reflux gastro-œsophagien, ou RGO (voir page 40). Si le contenu de l'estomac arrive jusqu'à la bouche, on parle de régurgitations. Si le bébé ne va pas jusqu'à la régurgitation, le RGO peut provoquer chez lui un nez bouché et une voix « rauque » due à l'acidité dans sa gorge.

Des reflux dus à une immaturité du système digestif

Chez les adultes, la courbure de l'estomac, la pression positive à l'intérieur et le sphincter (le muscle circulaire à son entrée) empêchent les remontées gastriques. Le RGO est principalement dû à l'immaturité du système digestif. Il est fréquent chez les nourrissons jusqu'à quatre mois de vie, c'est une réaction involontaire qui disparaît naturellement dans la plupart des cas grâce à trois principaux facteurs : la maturation du système digestif, le début de la marche et celui de l'alimentation solide.

Si l'on simplifie le système digestif du nourrisson en un dessin, ce dernier ressemblerait à un tube qui continue par un deuxième tube.

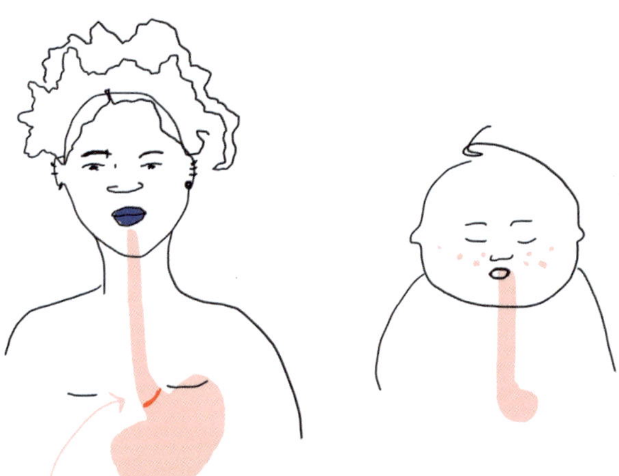

Sphincter

Quand consulter ?

Voici les principaux signes d'un RGO qui peut être soulagé par l'ostéopathie :

Vomissements

Régurgitations

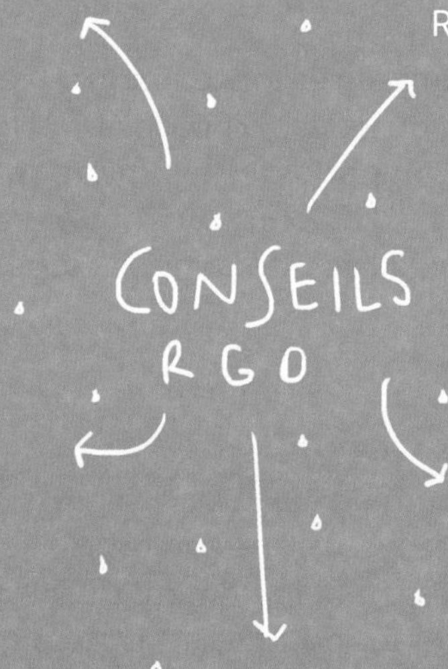

Refus de manger et donc retard de croissance

Si le RGO s'accompagne d'autres signes tels que :

- Une inflammation de l'œsophage (œsophagite) qui peut pousser le nourrisson à se tortiller, à pleurer sans réconfort, à se positionner en hypertension (en position de banane) jusqu'à avoir une anémie (mais ça, c'est le médecin qui la verra)
- Une bronchite, une pneumonie, de l'asthme, une otite
- Des pleurs nocturnes et si les remontées acides n'ont pas de relation avec la prise des repas

Il faudra alors consulter un médecin et traiter ces pathologies avant de recourir à l'ostéopathie.

LE STRABISME

Le strabisme est la déviation de l'alignement d'un œil. Il est très fréquent de le remarquer chez son enfant. Si le strabisme touche l'un des yeux en alternance par petits moments, ce n'est pas inquiétant. Cela s'appelle le strabisme intermittent et il devrait disparaître à quatre mois.

Soyez attentif·ve aux premiers signes

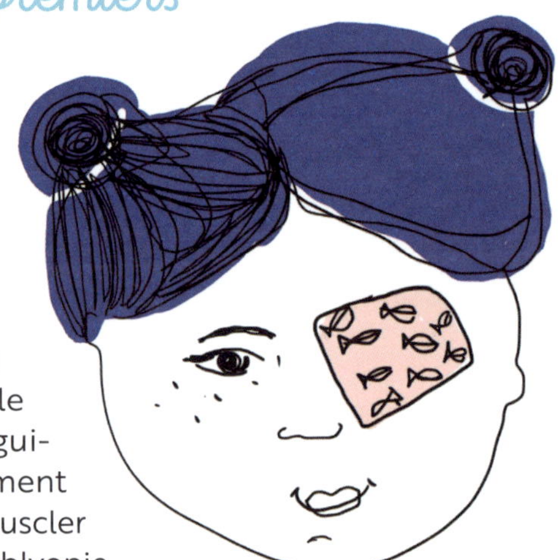

Il faut être vigilant·e avec le développement de la vision de son enfant car, par exemple, si un œil est « paresseux » et qu'il n'est pas stimulé, il peut perdre sa capacité de vision, ce que l'on appelle une amblyopie. Qui n'a pas déjà vu un·e enfant portant un cache-œil ? Ce style de pirate n'est peut-être pas un déguisement mais probablement le traitement prescrit par l'ophtalmologue pour remuscler l'œil paresseux et ainsi corriger une amblyopie.

Les principales causes

Le bébé peut loucher pour différentes raisons, il sera vu par un·e ophtalmologue qui diagnostiquera s'il existe un réel trouble de la vision. Si la cause n'est pas organique (s'il n'y a pas une pathologie qui doit être prise en charge médicalement), alors l'ostéopathie pourra aider les bébés qui présentent un strabisme qui peut être dû au mauvais positionnement des yeux ou à une distorsion de l'orbite.

La séance chez l'ostéo

Les mouvements des yeux sont coordonnés par six muscles qui s'insèrent au niveau de l'orbite et qui doivent travailler ensemble. Le globe oculaire est placé dans l'orbite, qui est formée par sept os différents, qui, comme vous le savez très bien désormais, sont encore malléables. Dans une zone pourtant si petite, il y a tant d'équilibres sur lesquels l'ostéopathe pourra influer ! Même s'il·elle n'intervient pas sur l'œil directement, l'ostéopathe agira sur les structures qui forment la cavité orbitaire et qui peuvent affecter la vue. Pendant la séance, il·elle vérifiera aussi la succion, la mastication et la déglutition, car ces processus aident au bon développement de ce qui constitue le visage. Il y a une étroite relation entre les fonctions de la bouche, de la face et la croissance de l'œil et de l'orbite.

Voici les structures auxquelles l'ostéopathe prêtera attention en cas de strabisme.

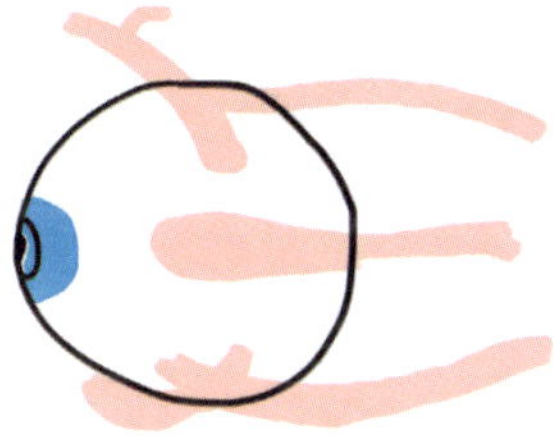

Les six muscles de l'œil

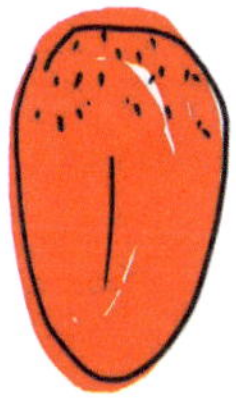

La langue

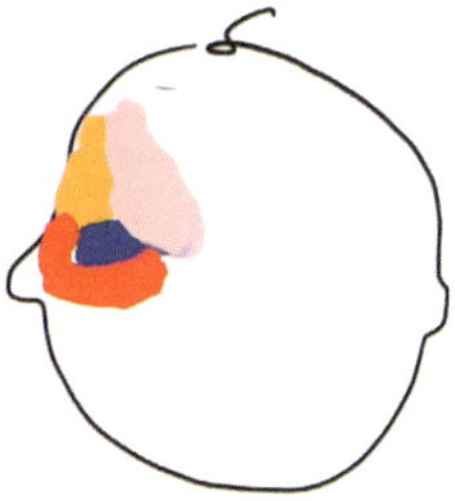

Le puzzle des os de l'orbite

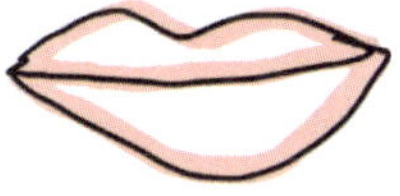

La bouche
(et les muscles de
la mastication)

Indications

LES COLIQUES

Le taux de fréquence des coliques est inversement proportionnel au taux de connaissances sur le sujet. Pour le dire plus simplement, tout le monde a déjà entendu parler des coliques, ou entendu pleurer des enfants sans répit à cause des coliques, mais peu de monde peut expliquer précisément les mécanismes qui sont à l'origine de celles-ci.

Le bébé et les parents… démunis

Les parents voient le ventre du bébé tendu ; il·elle·s sentent les gaz qui en émanent et se demandent comment un être si petit et si mignon peut parfumer avec autant d'intensité l'intégralité de la maison; il·elle·s entendent les pleurs inconsolables de leur enfant, qui leur donnent envie d'investir dans des boules Quies, et il·elle·s sont souvent démuni·e·s face à ces manifestations. Un cercle vicieux peut se mettre en place : l'enfant pleure beaucoup, les parents ressentent du stress, l'enfant pleure encore plus, les parents peuvent être en détresse, et ainsi de suite… Il est démontré que porter l'enfant, et être ainsi en contact avec lui, a des effets positifs sur les régulations des émotions et, par conséquent, sur la régulation de la douleur provoquée, entre autres, par les coliques.

à SAVOIR

En 1954, pour essayer de sortir du « flou des coliques », le Dr Wessel a décrit la règle « des trois » pour diagnostiquer les enfants atteints de coliques : s'il·elle·s pleurent plus de trois heures par jour, plus de trois jours par semaine et pendant plus de trois semaines. Outre la multiplicité des causes des coliques, la littérature médicale parle aussi des difficultés relationnelles entre les parents et l'enfant comme facteur favorisant l'inflammation du côlon.

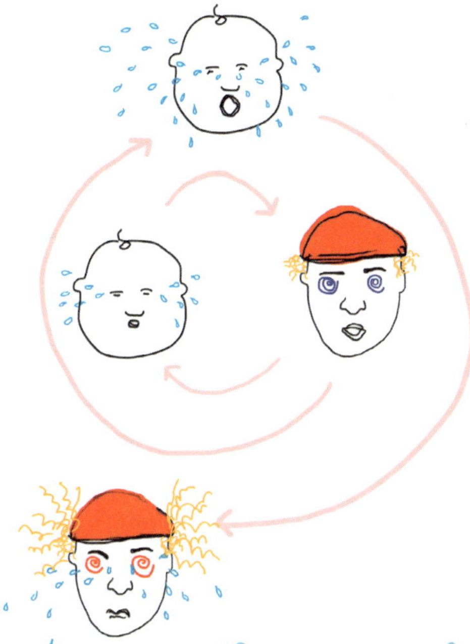

Les principales causes des coliques

Même si la période favorite pour le développement des coliques est celle comprise entre le premier et le quatrième mois et que, majoritairement, les coliques disparaissent vers six mois, plus de trois heures de pleurs par jour, plus de trois jours par semaine jusqu'à six mois, ça fait beaucoup. N'hésitez donc pas à consulter !

Les causes de l'inflammation du côlon sont multiples :

- l'immaturité du système intestinal et de sa flore (raison pour laquelle les coliques disparaissent vers l'âge de six mois en général);
- des allergies ou des intolérances alimentaires (par exemple aux protéines de lait);
- la naissance par césarienne;
- la prise d'antibiotiques;
- la prématurité peut favoriser une immaturité de la flore intestinale et donc fournir des candidat·e·s idéaux·ales au développement des coliques. La flore bactérienne se met en place dès l'accouchement. On appelle ce processus la colonisation bactérienne. Cette flore se stabilise vers la fin de la première semaine de vie et elle ressemble à celle de l'adulte à l'âge de deux ans.

La séance chez l'ostéo

L'ostéopathe peut soulager les coliques en agissant sur les dysfonctions viscérales et sur le système nerveux autonome, qui affectent le bon fonctionnement du système intestinal.
Il·elle peut fournir un soutien et aider à mettre en place les bases pour un cercle vertueux.

Indications

LE TROP-PLEIN

Le RGO (voir page 40) peut aussi être lié à la quantité de lait ingérée par rapport au volume de l'œsophage et de l'estomac. En effet, pour vous donner une idée, un nourrisson de 4 kg boit, en millilitres, environ son poids multiplié par 120 sur une journée. C'est comme si un adulte de 70 kg buvait 8,4 litres sur la journée. Ça fait beaucoup!

Quelques astuces pour éviter le trop-plein

Pour éviter les reflux, voici quelques conseils :

- fractionnez les repas;
- mettez le nourrisson en position verticale après le repas;
- si le bébé boit du lait artificiel, consultez votre pédiatre pour envisager un autre lait artificiel;
- si le bébé est allaité, diminuez le café ainsi que les aliments pimentés;
- couchez-le en position inclinée pour le dodo (mettre le haut du corps à 30 degrés environ).

La séance chez l'ostéo

L'ostéopathie peut soulager le nourrisson qui montre des signes d'inconfort, en favorisant la mobilité, le drainage et la vascularisation des différents viscères. L'ostéopathe prêtera attention au crâne du bébé et pourra ainsi avoir une action sur le nerf vague, qui est le nerf le plus long du corps humain, responsable de l'innervation de l'estomac.

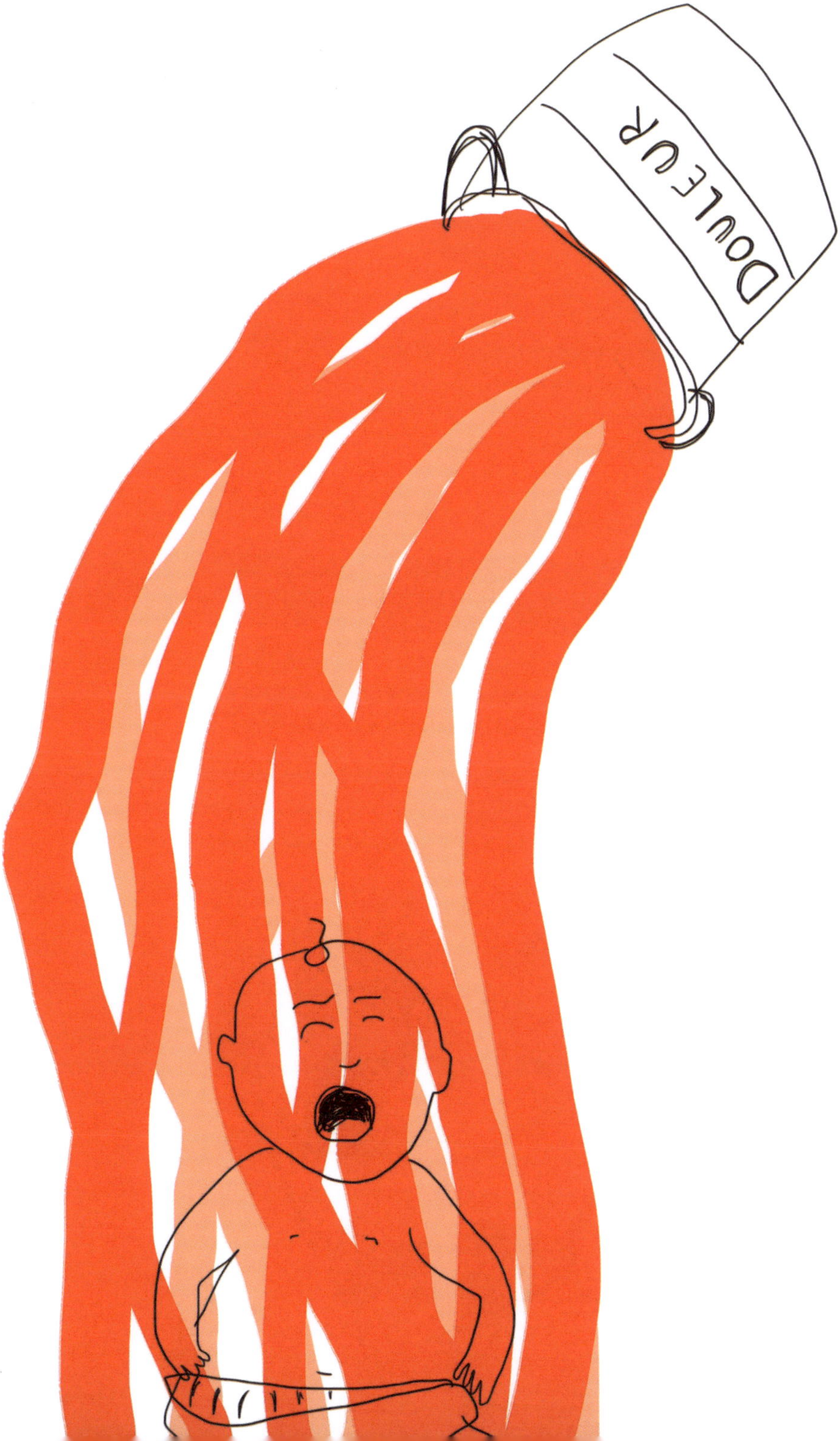
DOULEUR

LE MOT DE LA FIN

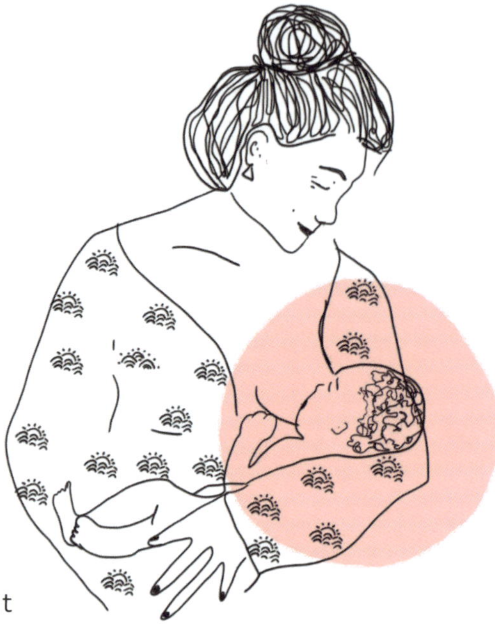

Pour le père·la deuxième mère·
le deuxième père,
L'autre,
Celui·celle qui est là,
Celui·celle qui prend soin du bébé,
Celui·celle qui peut aussi être concerné·e par ces questions,
Celui·celle que j'ai appelé·e
Gérard·ldine Pichet.

Je fais partie de ceux·celles qui pensent que le fait de s'occuper d'un enfant dépasse le lien biologique, qu'être parent, c'est une histoire d'amour qui peut être beaucoup plus complexe et variée que ce que l'on nous a longtemps fait croire. Vous aurez compris que ce livre ne s'adresse pas qu'aux mamans et qu'aux papas de la publicité pour les céréales à la télévision.

Même si tu n'es pas la personne qui nourrit l'enfant, que tu ne partages pas son code génétique et que ton nom ne figure pas sur ses documents administratifs, tu pourrais être intéressé·e par ce chapitre.

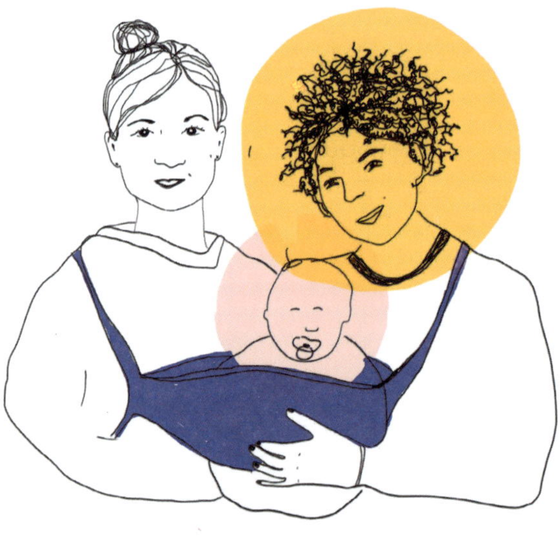

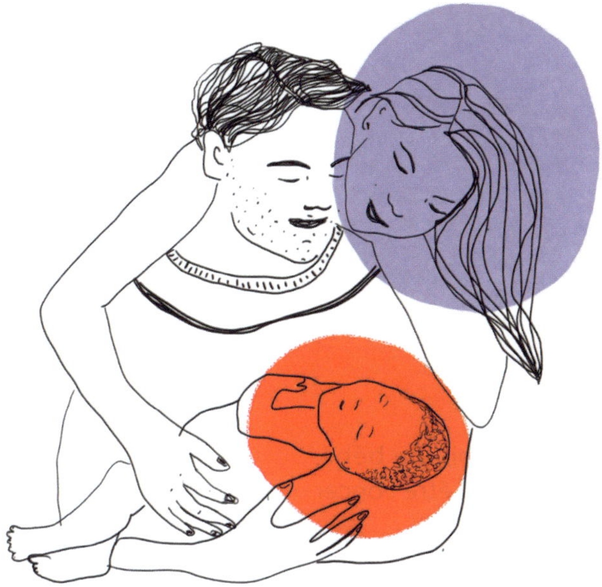

Si tu es l'autre parent, que tu as décidé de t'occuper de l'enfant, de te lever à plusieurs reprises la nuit, de changer ses couches et surtout de lui donner de l'attention, de l'amour et de prendre soin de lui, tu es susceptible d'être intéressé·e par ce chapitre, car toi aussi, tu pourras ressentir le besoin de consulter un·e ostéopathe.

Heureusement, depuis les années 1970, la toute-puissance de la paternité a évolué vers une mise en place de l'autorité parentale. Bien que les partenaires n'aient pas accompli l'accouchement, ils peuvent ressentir des douleurs liées à ce moment particulier qu'est l'arrivée d'un enfant. D'autre part, l'enfant n'arrive pas sur une page blanche. Les parents ont déjà un vécu, un bagage de douleurs qui ne disparaîtront pas avec la naissance. De plus, la fatigue provoquée par l'arrivée du nouveau colocataire peut rallumer les braises de ces anciennes douleurs. Il est donc conseillé d'aller voir un·e ostéopathe.

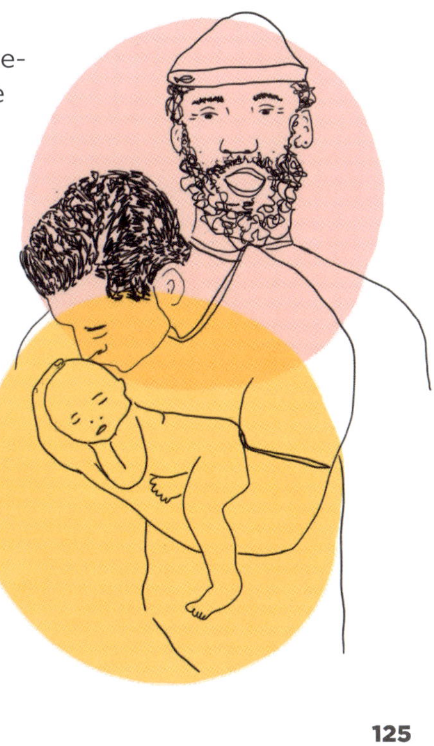

« Et nous sommes comme des fruits. Nous pendons haut à des branches étrangement tortueuses et nous endurons bien des vents. Ce que nous possédons, c'est notre maturité, notre douceur et notre beauté. Mais la force pour ça coule dans un seul tronc depuis une racine qui s'est propagée jusqu'à couvrir des mondes en nous tous. »

Rainer Maria Rilke

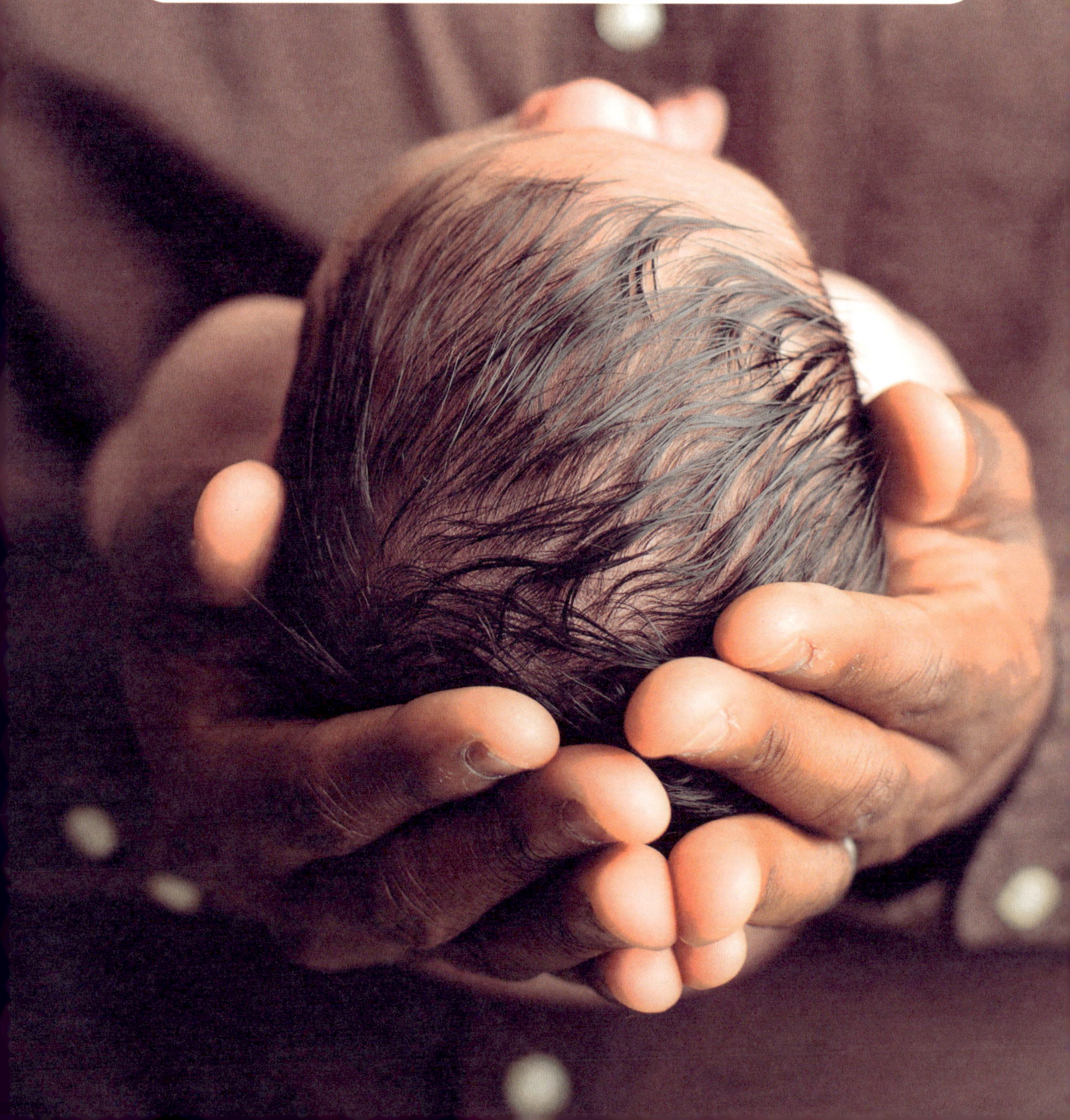

Et, pour ma part, je tiens à dire que j'ai pris beaucoup de plaisir à essayer de constituer un livre facile d'accès pour les patient·e·s tel·le·s que Gérard Pichet. Et à la question que m'a posée mon copain Barnabé, non, en l'illustrant, je n'ai pas eu mal au poignet.

À bientôt,

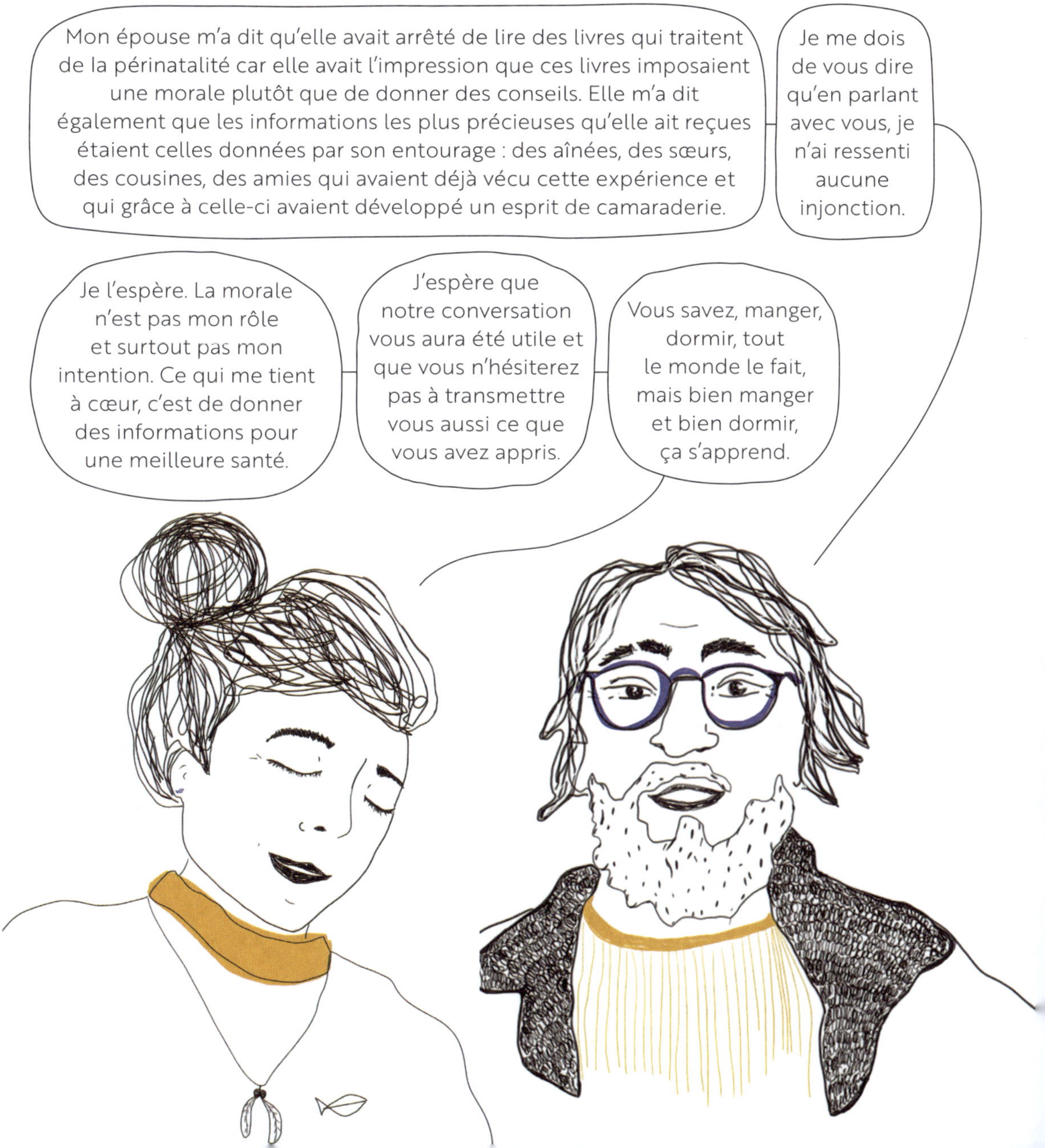

REMERCIEMENTS

Merci aux ostéopathes passionné·e·s.

Merci à Renan Bain, Frédéric Pariaud, François Bel, Antoine Abinal, Jordan Portela, Guillaume Beauvalot, Camille Bissuel, Vladimir Roudenko, La Maternité des Bluets, Chemsy Anniba, Sherine Jannin, Sarah Lambert, Grégoire Charbonnet, Murielle Dorsaz-Bruchez et Aimie Graetzel.

Merci à Rosalie Cimino et à Ariane Geffard.

Merci aux Éditions Marabout. Merci à Olivia et à Emily.

Merci à Léa Bénitez.

Merci à Julia Garcin.

Merci à Salou Sadras, Pierre-Antoine Dubey, Nico Di Meo, Noémie Schmidt, François Mark, Josepha De Vautibault, Elise Blual, Gaia Masut, Margherita Leo, Giada Zanetti, Alice Dal Gobbo, Maria-Antonietta et Anna Scarabel, Olivier et Marion Ballestriero, Arnaud Charrin, Elisabeth Vogler et Léo Duvignon.

Merci à Anne Evrard pour ses relectures méticuleuses, ses corrections exhaustives et sa patience légendaire.

Merci à la famille Marson pour leur confiance et leur soutien ainsi qu'à la famille Evrard pour les mêmes raisons.

Merci aux mères, aux pères et aux enfants.

Si vous souhaitez me poser des questions ou me contacter, voici mon adresse mail : osteo@silviamarson.com

Un projet apporté par Ariane Geffard.

Imprimé par Grafo en Espagne
Pour le compte des éditions Marabout (Hachette Livre)
58, rue Jean-Bleuzen, 92178 Vanves Cedex
Dépôt légal : janvier 2022
ISBN : 978-2-501-16739-0
1629631